國松淳和

ステロイド の 虎

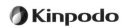

🔵 Kinpodo

はじめに

「ステロイドを使えるようになりたい」

このような気持ちは、初学者でなくても日頃ステロイドを処方し慣れていない臨床医なら、誰しも持っていると思います。ところが、「ステロイドの使い方」というのはいくら教わっても本を読んでもいまいち掴めた気にならないという人が多いようです。

その理由を考えてみました。それは、「総論が頼りない」からだと思います。医師は割と、「キチッとした総論」を体系基盤にしてそれを拠り所にしたい人が多いと思います。ステロイドに関しても、総論や原理・原則をきっちり理解すればその先に、応用があると信じているのでしょう。しかし実際には、いくら勉強しても盤石な理論とは程遠い総論記述がそこにあることがわかり、結局実地臨床では、臨床家の"さじ加減"に委ねられることに不安を覚えることになります。

実際、ステロイドの作用・効果には謎が多く、その使い方はただの慣習が普及してしまっている部分も多いです。にもかかわらず、あたかもそれなりの根拠があるかのように語れることも多いです。理論で攻めても結局は、詰めて行けばいくほど、つまりきちんと誠実に書けば書くほどエビデンスが示せないことがわかり、最後の核心的なところになってごまかした形になったりします。

すると残るは実践派の実践内容を知りたいところです。しかし、ちゃんとしている先生ほど、「根拠を示せないから」「なんとなく

でやっているからとても公表などできない」などと言い、明るみになってきません。施設ごとの格差も大きいと聞きます。

　ただ実地の臨床諸家たちは、言うほど盤石な理論を望んではいません。ステロイドの処方が頭をかすめたときに、すぐにとりあえずの解が欲しいものです。それは忙しいからです。臨床家はいつでも忙しいです。それなりのロジックは欲しいけれども、困っているまさに今、それなりの解が欲しいのです。あの人 or この施設ではこうやって使ってるのか、じゃあ私たちもこうしてみようみたいなサンプルを求めているのだと思います。ちゃんと伝えたいからこそ無難なことしか書けない著者（という立場の者。多くが誠実な専門家）と実地の臨床諸家たちとの間に、こうしてすれ違いが生まれるのです。

　そこで本書です。というか、そこで國松です。私はこれまでそこかしこで、単著で本を書くというのは公衆の面前で全裸になるくらいの行為であり、単著を仕上げるには「いったん正気を失う」必要があると説いてきました。臨床ステロイド界隈のそうした"モヤッと感"を本などで著せるのはまあ自分かなという ~~全裸になれる勇気~~ 謎の使命感が湧いてきたのです。これが本書執筆の初期衝動でした。

　本書「ステロイド処方の虎（ステトラ）」では、それなりの理論も記述しました。これは私見も多く含みますが、ちゃんと分けて記述したつもりです。「真理！」のようなものではなく、しなやか

なロジックを心がけました。

　また、ある程度は「あんちょこ本」のように使えるようにも記述を工夫しました。具体的な処方箋を示し、その解説をしました。理論の部分が理屈っぽくて鬱陶しく感じる人は「**あんちょこマーカー**」なるものを國松自ら施しました。時間のない人、手を抜きたい人、とにかく大事なところだけ読みたい人、などは、見出しや囲みの他は、この「**あんちょこマーカー**」のところだけ読んでください。ロジックや情報も書きましたが、「安直」な利用の仕方で構わないと著者は思っています。ぜひぜひ、安直にこの本を使ってみて欲しいです。

　この本の「売り」をもうひとつ。ステロイドの処方というくらいだから重症例、つまり入院患者を想定していると思うかもしれませんが、外来患者さんにも十分利用できるという点です。かなり色々な診療科でステロイドは処方されます。大病院でも、クリニックでも。特に実地医家という“種族”は、（自分もそうだからわかりますが）何でも自分でやれたらいいなと思うものです。外来でステロイドを自分でうまく処方できたら、世界が広がります。

　この本は、「エビデンスなんていいから、処方や処方の仕方を教えて欲しい」という読者に寄り添いたいと思って書き始めましたが、かなりの文献を読んでいるうち、ちゃんとした解説をすることも大事だなと思い始め、その結果「あんちょこ本」にはなりませんでした。ただ、この本を読んでいただければ、ステロイドっ

てこうやって使うんだという一例を垣間見ることはできるはずです。かつてまったくステロイドの使い方を教わらなかった先生、あるいは今は使っていないが自分でも使ってみたい臨床諸家のすべての先生にお役に立てるものと思っています。

医療法人社団永生会南多摩病院

國松 淳和

目　次

ステコラ

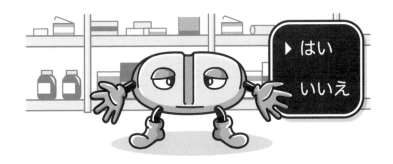

はい
いいえ

なんと PSL が立ち上がり、
処方されたそうにこちらを見ている！

part 1

ステロイドは
何のために、どう使う?

ここではまず、厳密な総論理解というより、ステロイドやステロイド処方というものに一種の親しみを持ってもらい、臨床的にステロイドを処方することのイメージを持ってもらうことを目指す。

ステロイドの色々な用途

薬剤としてのステロイドには色々な使用目的がある。

1 足りないので補充する

　生体内でステロイドが「不足」しているような状況である。細かく言うと2つある。

　1つはとにかく副腎から出ていない、あるいは分泌が低下しているという状況である。出ていないというのは圧倒的にまずく、副腎不全の状態であり緊急事態である。分泌低下は、程度にもよるが、病名で言えば「副腎皮質機能低下症」などの病態をイメージされたい。大なり小なりステロイドは出ているが分泌自体やや低下している状況である。

　もう1つは、ステロイド需要を満たし切れていないという生理学的に危機的な状況である。つまり通常なら十分とされるステロイドが出ているにもかかわらず、それを上回る需要が生じたために、相対的に不足に陥っているような状況である。一番イメージしやすいのは、高侵襲の手術中、重症外傷や敗血症などであろう。

いずれも生体の侵襲に見合うステロイドを補充しようと、ステロイドを投与したくなるような状況である。

2 アレルギー反応がすごいので抑える

　この用途で一番有名なのは薬剤アレルギーだろうか。造影剤アレルギーが出たと連絡があったときに処方したことがあるかもしれない。あの適応である。

　このような即時型のアレルギーのみならず、抗菌薬による薬疹のような、投与して数日〜1週くらい経ってから出現するアレルギー反応でも、その反応が著しければステロイドで加療をする。気管支喘息発作などもここに入ってくるイメージである。

3 クリティカルなので浮腫を取る

　転移性脳腫瘍による脳浮腫、抜管後喉頭浮腫などは、その浮腫がクリティカルとなる可能性があり、しばしばステロイドが投与される。悪性腫瘍による脊髄圧迫に対しても使用されることが多い。筆者個人の診療セッティングでこのような場面が多いわけではないが、これらは時に生じる用途であろう。

　よく知られていないが、伝染性単核球症でも、稀に著しい扁桃腫脹による上気道閉塞の危機に対してステロイドを使用する適応がある。個人の経験では、上気道のみならず気管支周囲リンパ節まで腫脹し下気道圧迫の危機となったためステロイドを使用したことがある。つまり、見出しの通り「クリティカルな浮腫を取る」

というステロイド適応があるのである。

4 炎症がすごいので抑える

　たとえばひどい外傷でも炎症は惹起されるが、内科疾患の中にも炎症が出るものは多い。血球貪食症候群、亜急性甲状腺炎、リウマチ性多発筋痛症、結節性紅斑、菊池病、血管炎、など稀なものを含めれば数限りない。多くの神経緊急病態にもステロイドパルスが使用される。

　感染症でも炎症自体が問題になるではないかと指摘する諸氏は鋭い。Covid-19感染症による肺炎で低酸素の状態になったときにステロイドの適応がある。やや珍しいが、結核性心膜炎や低酸素の著しいニューモシスチス肺炎にもステロイドが併用されたりする。ステロイドで病原体は駆逐できないが、炎症で負けそうなときステロイドを併用するのである。

　少し脱線するようだが、炎症というのは免疫が十分機能する、いわば元気な生体において強く惹起される。たとえばHIV感染による後天性免疫不全症候群の患者では、その状態では病原体に反応しない（このため一部は日和見感染症となる）が、HIVに対する抗ウイルス治療が入り免疫が構築されていくと、免疫が機能し始めてくるのでそこでようやく病原体に反応し炎症が強く惹起されて生体は負担をこうむる。これを免疫再構築症候群と呼ぶ。「感染症なのにステロイド」、な場面となる。免疫再構築症候群は、炎症を理解するには最適な概念であると言える。

病原体を例に取ったが、実はがん診療の領域でも炎症と対峙する場面はある。免疫チェックポイント阻害薬による有害事象は有名である。ごく簡単に言うと、がん細胞は巧みに免疫（活性化T細胞）からの攻撃を回避し、排除を免れることでがんとして存在できる。免疫チェックポイント阻害薬は、そうした寛容を許さないことで抗がん剤としての効果を果たすが、ある患者ではT細胞の抑制が効かなくなるので、思い出したかのように強い炎症とともにT細胞が活性化して生体に悪影響を及ぼす。これを免疫チェックポイント阻害剤による免疫関連有害事象と呼び、ステロイド適応がある。

　悪性リンパ腫、特にaggressive lymphomaという病型をとるリンパ腫の多くでも炎症が惹起される。当初すぐに診断がわからず、不明熱・不明炎症として認識される患者の診断がリンパ腫であることは多い（炎症が前景に立つリンパ腫がある、とも言える）。もちろんリンパ腫をステロイドだけで治せることはない。しかし化学療法のレジメンの中にしばしばステロイドは含まれるし、合併する血球貪食症候群にステロイド適応があったりする。

5 免疫の病気なので免疫を抑える

　この項に含まれるのは「膠原病全般」と一言でまとめたいところだが、そういうわけにもいかない。膠原病と言えばステロイド、というのは嘘で膠原病でもステロイド適応のない病態や疾患もある。ここではステロイド処方の観点に立ち、「一定期間、割とずっ

とステロイドを服用し続けてもらうような病態」と考えると良いだろう。

　具体的には、2、3週間で投与を打ち切ることなど到底できないような病態を指すことになる。例としては、そうは言ってもやはり、多くの活動性の膠原病が思い浮かぶ。ネフローゼ症候群などもそうである。ただ、**4**の冒頭で少し触れた病態の多くが、すぐにステロイドを打ち切れない。

　期せずしてここで重要な観点に気づく。1つの病態であるのに**4**と**5**の両方の側面からのステロイド適応があるという点だ。ただしここでは、処方自体は同じになっても、炎症を抑えることと免疫を抑えることは別に考えた方がいいということを述べておくにとどめる。

　ステロイドには色々な使用目的があると冒頭に述べ、目的別に分類しようと試みたが、なかなか難しかった。ここに、ステロイド処方の難しさというか、とっつきにくさがあるのかもしれない。抗炎症か、免疫抑制か、のような一見壮大にみえる総論を捉えることが、やっぱり重要なのかもしれないという所感を持った。

「てきとうに」がわからない

　臨床医を、ステロイドを使える医者と使えない医者とに分けた場合、ステロイドを使える医者は「てきとうに」処方し、ステロイドを使えない医者は「てきとうに」がわからない。これは料理

ができる人とできない人の関係性に似ている。てきとうに炒める、てきとうに塩こしょうをふる、適量入れる……これができる人とできない人がいる。ステロイド処方について訊ねられて「まあ、てきとうに減らしといてください」「最初は大体そんくらいの量でいいんじゃないですか」などと答えてしまうことがある。

　この話で結局取り残されてしまうのは、「てきとうに」がわからずステロイドを使えないままになっている医者である。本書はこの種の医者を一番のターゲットにしたい。ただこういう医者は、ステロイドを処方することが自分の最大の関心事ではないだろう。それぞれ、自分の専門領域などを中心に、ステロイド以外の別の関心事がある。

　そもそもステロイド処方はめんどくさい。処方の仕方やレシピ作成だけでなく、病勢のフォローや効果判定は必要だし、副作用のモニターも必要だし、副作用を含めた患者への説明も前もってしなくてはならない。手間と時間がかかる上、医者の責任も大きい。ステロイドを使うことになったその病態由来のピンチと副作用のリスク、これら両方ともある。仕事の負担が増えることが容易に予想されることには気が進まないだろう。ただ、本当にきちんとステロイドを理解していれば少し違う。

　（さっき抱いた所感とは異なり）個人的意見を言えば、「てきとうに」を掴むには、**完璧な総論の理解よりも、とにかく場数を踏む**ことが一番だと思う。ステロイドを処方する機会があればあるほどこなれてくる。この辺りも料理と一緒だと思う。ステロイド処

方は、原理・原則の理解も重要だが、どちらかと言うと実学・実践とのほうが親和性はありそうである。理論は"専門"の先生に任せればいい。とりあえずの急場を乗り切りたい人が、あんちょこのような本を参照することがそこまで悪だとは思えない。

「てきとうに」は教えられるか

前項に付随して、では「てきとうに」を教えられるかという課題が見えてくる。さっきはとにかく数をこなすしかないと看破した（つもりだ……）。しかし、それでも上手く教えることができないだろうかと考えてみる。

ところで、ステロイドの使い方をしっかり教えてくれた指導医はいただろうか。具体的なレシピを真似したことはあっても、教わらなかったのではないか。教わらなければ使うのは怖いし、怖いから処方機会は減るし、処方機会が少なければ場数を踏めず上達しない。この負のループは断ち切りたい。

「てきとうに」を「適当に」に変える

本書でこの後当然述べることになるが、**ステロイド処方は、「初期量」と「投与期間」を決めることで決まる**。実はこれだけである。

もちろんリンパ腫の化学療法のように、（担当医の匙加減ではな

く）かっちりと量も期間も決まっている場合にはそれに準拠する。ステロイドパルス療法も、適応が特異なので脇へ置いておくとして、それ以外は大体、最初に〇mgにしようかと決め、それを大体いつまで続けるかを決めれば、切るべき処方箋は決まっていく。ただやはり、わからない人からすればそれを「てきとうに」ではできないであろう。「てきとうに」を「適当に」に変えるのが、この本の役目だと思っている。

ステロイドが使えたら、大きな武器が1つ増える

　用途の項にやや戻るが、ステロイドは本当に様々なことに使われる。したがって使い方も様々である。

　たとえばアナフィラキシーや急性副腎不全、重症薬疹などに対してステロイド投与ができるようになることは、心肺蘇生や胸腔ドレーン留置を習得するとかと似たことであると思う。心肺蘇生は、どの臨床医もできた方がいい。

　やや稀な例えかもしれないが、血球貪食症候群が進み著しい血球減少や凝固障害を起こし、全身状態不良になっている患者を前に、「ステロイドはわからないから・使えないから」「週明けに誰かに聞くか・誰かにお願いしよう」とそのままにしていたら、患者を失ってしまう。もし血球貪食症候群の原因が薬剤性だったら、医療行為に関連したトラブルということになり、それに対処できないと立ち止まっていたらまずいだろう。患者・家族への説明が

上手になるのではなく、救命した方がいい。

　臨床をしているとわかるが、臨床家は時に炎症との全面戦争を強いられる。その時に、ステロイドという武器を持っているかどうか、持っていてもそれを使えるか使えないかは、クリティカルな問題となる。

　感染症で死ぬとき、毒素で死ぬことを除けば病原体そのものにやられるのではなく、炎症にやられている。炎症が惹起する（というと語弊もあるが）血管透過性亢進など種々の症候群と相まって循環不全・呼吸不全によって亡くなる。またしてもCovid-19を持ち出すことになるが、ウイルス自体は1〜2週で排除に向かっても、惹起された著しい炎症のために重症化する（だから、デキサメタゾンやトシリズマブといったが治療薬がoptionとして登場した）。

　ステロイドを使いこなすというのは、処方と同時に制酸薬とST合剤とビスフォスフォネートをさらっと処方できるようになることと同義ではない。ステロイドを使いこなすというのは、ステロイドの副作用を全部患者に伝えて怯えさせ、患者にステロイドを使ってもいいか決断を迫ることではない。

　もうちょっと相手（病気/病態）を見て欲しいと思う。患者や自分や自分の週末のスケジュールや今の曜日やカンファレンスの意向ではなく。その患者が患者になっているのは、その病気のせいなのだから。

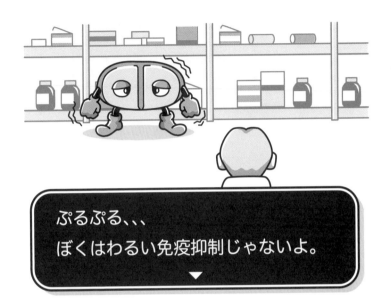

ぷるぷる、、、
ぼくはわるい免疫抑制じゃないよ。

▼

part 2

総論：
処方せんを作るための考えかた、
処方の決めかた

この章はいよいよ、ステロイド処方を考え、実際に処方をするための「共通言語」を習得するための章になる。考えを共有するときに、言葉がわからないと通じないというのはわかるだろう。ステロイド処方を理解するために必要最低限の「言語」を学ぶようなつもりで読んで欲しい。

ステロイド、行きたい！

「ステロイド……処方しないといけない」

こんな気持ちになるには、それなりの理由があるはずだ。そしてそれはおそらく、患者さんがそれなりに危ない or 困っているからではないだろうか。

そこで読者諸氏はきっと、「でもステロイドは色々やっかい」などと思ってしまい、なんとなくためらう。でも行かないといけない。行くからにはちゃんと正確にやりたい。そこで教科書や論文を調べてみる。ハッキリとした回答がない。別の医者に聞いてみる。「あ〜なんとなく」などと言い具体的には教えてくれない……（教えてくれたら、そこは良い職場だ）。

ステロイドを処方する目的については前章で整理した。項目のみここに再掲する。

ステロイドを処方する目的

1 足りないので補充する

2 アレルギー反応がすごいので抑える

3 クリティカルなので浮腫を取る

4 炎症がすごいので抑える

5 免疫の病気なので免疫を抑える

優先順位の決定

「投与しないといけないことはわかった。でも自分で決められない……」と言う者がいるだろうと思う。ではなぜ処方を決められないか。それは「優先順位」が決定されていないからだ。ものすごく切迫していれば、かえって決断は鈍らなかったりする。そこまで切迫していないようなときの方が、決められない。

実は、理屈・原理がわかっても、ステロイドは処方できるようにならないのだ。この現実は、日頃ステロイドを処方しない医師にとっては厳しいに違いない。ステロイド処方というのは、とにかく具体的にどのように処方箋を作成するか（オーダー入力するか）ということがいつも課題になるのだ。

一般的な診療については、

1．病態と緊急性の把握

2．確定診断

3．処方箋発行

となるが、状況が切迫しているときにはこの流れが、

1．病態と緊急性の把握　→　逼迫していると判断
2．臨床診断
3．ステロイド処方
4．確定診断

となる。つまり臨床的に、状況が切迫しているときには、確定診断を待ってはならず、臨床的に診断し、また臨床的にも確定されない場合でも、（病名ではなく）病態に対してステロイド適応が生じてくる。病態が決まればステロイド処方が決まり、その病態に緊急性があればあるほど、ステロイド処方はすんなり決まる。

　たとえば劇症型心筋炎（突如左室駆出率が8％とかになる恐ろしい心筋炎で、つまり実質心臓が止まっているに近い病態）と思われる患者に、不慣れな医師がステロイドパルスを見切り発車かつ独断で施行したとしても、それを後から見た者はその処方医を責めたりはしないであろう。

完璧さに呪縛されない

　ここでしっかりと知っておいて欲しいことがある。それは、**状況が切迫していればいるほど、正確・完璧な処方箋でなくてもい**

いということなのだ。

　「とにかくたくさんのステロイド」ということであれば、『ソル・メドロール® 1 g 生理食塩水100ml 1 時間で点滴』ととりあえず入力して投与すればいいのだ。最大級の治療がステロイドパルスなのだとしたら、「ソル・メドロール® 1 g」が 1 日あたりの最大用量となるので（※これは理論ではなく知識）、もし後から適応に迷った（or 自信がなくなってきた）のなら24時間以内（次の投与まで）に病態把握・臨床診断を進め、ステロイド投与の是非・適切性について再検討すればいいのだ。 1 日近く猶予がある。

　もし要らなかったと思えば、翌日の分を投与しなければいいだけである。大丈夫だ。前日に、状態が悪いと思い、焦ってパルスを行ったのだろう。大丈夫だと言っているのは、「状態が悪いと思い、焦った」というまさにそれがパルスを行う理由として真っ当だからだ。この焦りと緊急性の把握は、臨床診断の確定よりも優先される。

　もう 1 つだけ例を挙げる。ある患者が一見して喘鳴に苦しんでおり、聴診上も高調だがピッチのバラバラな多源wheezeが容易に聴取された（"不協和音"のような）。既往もあり気管支喘息発作であることがすぐわかった。低酸素は明確で、酸素飽和度は92％。この後気管支拡張薬などの投与はするとしても、この発作にとりあえずただちにステロイドが必要そうであることはわかるだろう。

ところで診断は?

その瞬間である。脇でこの患者のカルテを見ていた別の医師から「けっこう成人になってからの喘息だね。Churg-Straus症候群はどう?」なんて言われてしまい、ステロイド投与によって病態がかき消されてしまうことを恐れてリウマチ・膠原病内科医師に診せるまでステロイド投与はやめよう……と思えてきてしまった。

この状況を考えよう。このとき、この謎なアドバイスを受ける前の優先順位は明らかに、

臨床診断 > 確定診断

という状況になっていたはずだ。つまり、そのChurgナンチャラかどうかは今はわからないが、とにかく目の前に喘息発作を起こしているという臨床診断はついている。しかも低酸素になっている。このような患者にはステロイド適応が生じており、結果的に後日この患者がそのChurgナントカ症候群だったとしても許容される。この日の目の前のこの患者にはステロイド適応があったのだ。

この項をまとめると、ステロイドの処方はステロイドを理解することで決まるのではなく、目の前の患者に迫っている病態の切迫度を把握することで類推される優先順位で決まるのであって、

つまりは患者を診ることで決まる。

炎症を抑えたいのか、免疫を抑えたいのか

　この本の読者対象として、日常的に、あるいは将来の専門としてステロイドを使用することになる「リウマチ科医」「膠原病内科医」の専修生（後期研修医）を想定していない。彼ら・彼女らには、もっとちゃんと学んで欲しいからだ。それはいいとして、いわゆる膠原病や多くの全身性の活動性リウマチ性疾患では、疾患活動性を制御するため「免疫を抑える」という必要が生じる（なぜなら免疫の病気だから）。ステロイドをしっかり使って、免疫をあえて抑えなくてはいけない。

　つまり、ステロイドを使うことによって免疫を抑えたくない医者とステロイドを使うことによって免疫を抑えたい医者に、二分される。

　ここでいう「免疫」のニュアンスは、異常な／不適切な／病的な免疫システムのことを指すと考えるとわかりやすい。リウマチ膠原病医のような“免疫抑制屋”だって、正常の免疫は抑えたくない。それをなぜあんな盛大にがっつりと免疫を抑えるかといえば、病気によって免疫が完全にいかれているからである。そういう「病的な免疫システム」をしっかりと抑制したいのである。免疫を抑えたい医者の気持ちが少しわかっただろうか。

次にようやく炎症のことを考える。炎症は、不謹慎ながら火事に例えるのがよい。私は自宅近くに消防署があるからわかるが、消防隊は要請があるととんでもない速さで、しかも最大級の勢力で火事場に急行する。しかもまだ情報（火元や規模など）も確かではない「火事疑い」の段階でだ（消防隊の人に聞いたので多分正しい）。

　今から当たり前のことを言う。炎症はなるべく早くなくなったほうが良い。ただしこれには大切な前提があって、その炎症の原因がコントロールされていればだ。この点は、単なる火事とは違う。どんな炎症でも片っ端から消すべきなら、CRPが高ければどんな病態でもとにかくステロイドをどーんと投与すれば良い。しかしそういうわけにはいかない。

　これを説明する格好の例が、Covid-19（新型コロナウイルス感染症）だ。特に低酸素を伴う肺炎を合併した例で、ステロイド適応がある（デキサメタゾン）。ただしこれは、本来は洗練された抗ウイルス薬が投与されたことを前提にしたい。ステロイドは炎症を抑えるだけだからである。レムデシビルという（効果はありそうだが）お世辞にも特効薬とは言えない薬が一応あったが、このおかげでステロイドがなんとかそれなりの治療薬となった可能性がある。

　炎症は、聞こえが悪いが、ウイルスへの攻撃の結果とも言えるだろう。排除が難しいウイルス感染との対峙に際し、相対的には新型コロナウイルスは日和見に振る舞っていると言っても良いか

もしれない。そこへステロイドを投入するのは本来博打なのであって、炎症さえ収まるのならトシリズマブやバリシチニブをどんどん投与して良いということには一切ならない。原因を排除できない前提では、ステロイドは強く投与しすぎてはならず、適度に効かせ、適度には効かせないようにしなければならない。

　一方、原因が特異的にわかるような状況ではなく、「原因＝内因性の疾患の免疫異常」と思われるようなときはステロイドが単独で治療薬になる。多くの膠原病や炎症性疾患がそうである。

　亜急性甲状腺炎は、素因（多くが橋本病）を持つ者が、かぜなどを契機に甲状腺に炎症が起きそれが燃え広がることに並行して甲状腺ホルモンが漏出し甲状腺機能亢進状態になる疾患である。この病態の本態はとにかく炎症である。確定診断はしたいが、それに時間がかかるなら臨床診断でステロイド治療に持ち込みたい。なぜなら、炎症が延焼して甲状腺に広範囲にダメージを残すからだ。早ければ早いほど、"おあと"が良い。そんな疾患である。

　問題は、いつまでどんな強さで炎症を抑えたら良いかであるが、おそらく感染契機の免疫応答であるから、その応答が解除されるまでは手探りになるだろう。免疫を抑えているというより、反応して惹起してしまう炎症を抑える治療になる。

　これと少し違うのは膠原病である。膠原病では、すごく簡単にいうと、免疫がすでにいかれている。これを読んだ諸氏が、このあとすぐにAmazonレビューを星1つで書きに行ってしまうのを私はとりわけ止めたりはしないが、少し説明を続けさせて欲しい。

免疫がいかれているというのは、免疫全般がやられて免疫不全になっているという意味ではない。膠原病は基本、リンパ球がやられている。リンパ球は「免疫」というものを構成する重要なメンバーの1つである。ここで話すと長くなるが、リンパ球は大切な働きをたくさんする。自らが伝令役になって情報を伝達・授受したり、自らが攻撃したり、抗体を作ったりする。抗体の産生は特に重要な機能だが、膠原病では"不揃い"でいかれたリンパ球が跋扈しているので、イケてない抗体しか作れず、それが生体に悪さをすることがある。これが系統的に参与してくるとき、これを膠原病の活動性と呼ぶ。このとき、ステロイドの適応があるとされた場合には、この病的な免疫そのものを抑える必要がある。ここで本項冒頭に述べたことと繋がるわけだが、このようなときは「免疫を抑えたい」となる。免疫を抑えたくてステロイドを使う。かたち上は患者に「ステロイドは〜、免疫を抑えるので〜」と説明するが、免疫が抑えられて困ってしまうかのように言いつつも、心中「困るもなにも、その免疫でやられようとしてるわけだから免疫が抑えられてくれないと逆に困る」と思っているのだ。**不適切な免疫は抑えた方がいい**、と覚えよう。

何をどう処方するか！

いよいよステロイドの処方のしかたである。これは、初期投与量（初日の1日あたりの量と言っても良いだろう）といつまで投与するか（トータルの投与期間）で決まる。

何も考えずにとりあえず説明を聞き続けて欲しい。例えば、Cushing症状や免疫抑制が出てきてしまう3週間以内に投与を終わらせたいケースで、初期量をプレドニン® 30mg/日としたいとしよう。このとき、具体的にどのように処方箋を作成（オーダー）すれば良いだろうか。

実際にやってみる。

横軸右方向は時間でこの場合は3週間、縦軸上方向はステロイドの用量でこの場合は30mgである。

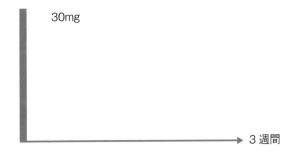

次に点線で補助線を入れる。徐々に減らすのだから時間0（初日）が最大用量で、時間とともに減ってくるという右肩下がりの線が引けるはずである。

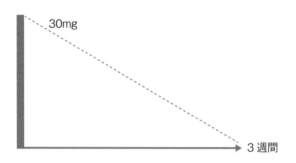

　次から急に現実的になる。1日あたりのプレドニン® 30mgの日を4日間続けるとする。逆にいうと、4日くらいで減量しないと点線を超えてしまい綺麗な右肩下がりのグラフを描けない。

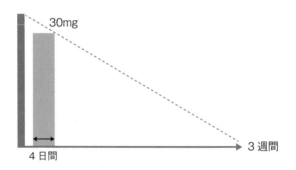

　同じように、次の4日間は20mg/日としてみた。

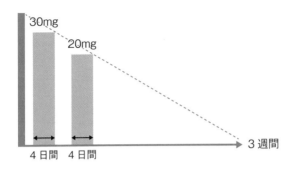

これを同様に続けていくと、これがもう綺麗な完成図になってしまうが、4日間×5＝20日間で、約3週を使って漸減offまで持って来られた。この処方箋は、日数がすべて「同じ幅」であるため、簡明であることがおすすめポイントである。

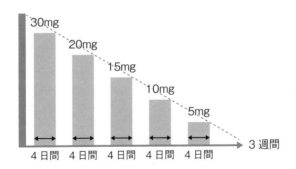

この短冊を色々に変えれば、どのようにもアレンジできる。もう工作の世界である。短冊の幅を3日にした場合は、縦の長さ（＝ステロイドの用量）がもっと小刻みになるだろう。かと言って

30mgを1週間続けてしまったら、随分計画が崩れる。何しろ「あと2週間」しか残っていないことになり、次の減量は15mg/日くらいにせざるを得なくなり、場合によっては随分急な減量となってしまう。少なくとも右肩下がりのグラフが美しくない。短冊の幅が、それぞれ違っていても良いだろう。

事例：気管支喘息

もう1つ例示しよう。次はもう具体化してしまうことにする。気管支喘息発作で、ステロイドを処方して1週間後にもう1回外来に来てもらうという状況でのやり方（一例）だ。

まずはとにかく初日は40mg/日のプレドニン®を使いたい、そして来週までにステロイドが終わるように処方箋を作りたい、とする。

横軸右方向は時間でこの場合は1週間、縦軸上方向はステロイドの用量でこの場合は40mgである。

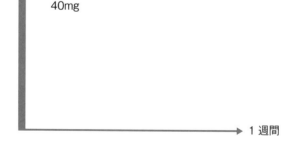

次に点線で補助線を入れる。徐々に減らすのだから時間０（初日）が最大用量で、時間とともに減ってくるという右肩下がりの線が引けるはずである。

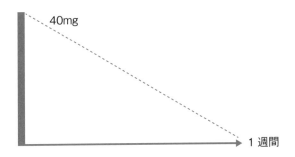

次からは実際的になる。初日40mgとぶち上げたはいいが、この用量ペースだと１週以内に終了しきれない。工夫として40mgは初日だけとし、翌日から30mg/日としてこれを２日間続けるような短冊を作る。40mg/日を続けてしまうと、歪なグラフになってし

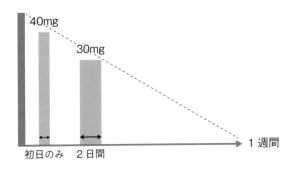

まって、減量落差も増えてしまい、美しくない。

　2日間という幅の短冊を、上下の長さを短くして（＝用量を減らして）はめ込んでいき、短冊をもう2つ入れた。こうすると、ちょうど7日間で初期量40mgとした漸減中止のステロイド処方計画が、処方箋レベルで立てられる。

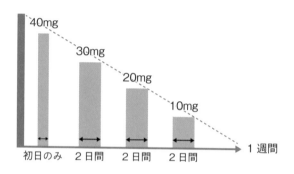

　実際の処方箋では、

1）プレドニン（5）8錠分1　夕食後…1日分(すぐ服用)
2）プレドニン（5）6錠分2　朝・夕食後 …2日分
3）プレドニン（5）4錠分2　朝・夕食後 …2日分
4）プレドニン（5）2錠分2　朝・夕食後 …2日分

……のようなオーダーになる。これじゃ入り組んでわかりにくいからもっと簡便に！と（もし）言うなら、簡便にしても良い。これはあくまで一例であるから自分なりにアレンジすれば良い。

冒頭で処方は**初期投与量とトータルの投与期間で決まる**と言ったが、これでどんな場合でもいけるわけではないが、これが実務としてのステロイド処方の原理になると思う。

期間の決め方

期間については、ステロイドの処方箋を作成する過程おいて極めて重要な因子となるにもかかわらず、あまりはっきりと語られない。まさに「なんとなく」の世界。まずは、はっきりと期間を決められるようになりたい。

期間を決めるための観点について、ものすごく極論で言ってしまうと**「３週を超えるか超えないか」だけが重要**である。なぜこの考え方が便利かと言えば、①いきなり中止して良いか、②長期服用で問題になる副作用が気になるか（対策が要るか）、の２つをほぼ同時に捉えることができるからである。

次の図は、矢印が右に向かって投与日数と考える。（病態にもよるが）**３週までは大体いつでも止められ、４週を過ぎたら急に止めない方がいい**、というようなことを信号機に擬えて描いた。急に止めない方がいいというのは、急に止めると離脱症状・症候が起きるからである。

便利なのは、この対応がそのまま、「ステロイド長期服用の副作用」を気にする（care する）か否か、つまり対策を具体的に施す

かどうかに当てはまるということである。

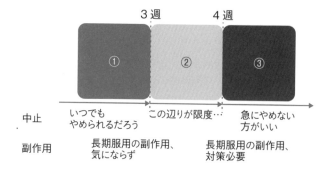

前項の2つのサンプルでは、それぞれ3週・1週を投与期間にしてみたが、共に3週以内であり「漸減」という形をとったものの特に離脱の不安なくoffまで持っていける計画となった。つまり上図でいう"青信号①"の範囲で済んだわけだ。もし不安なら、図の3週を2週、4週を3週にして、安心マージンをとっても良い。だとしても3週間という投与期間は、"黄色信号②（＜赤信号③）"の範囲内で済んでおり、慎重に中止できるという仕組みだ。

種をあかせば、**用量によらず**（細かく言うと、どんな少ない用量でも）**投与が毎日にわたれば約3〜4週を境目にして以後は副腎抑制がかかってくる**。また、攻撃的な用量（プレドニン®の場合いわゆる体重あたり1 mg）を2週続けると、ステロイド受容体が飽和して、以後免疫抑制がかかってくる。これらの原則をこのようにざっくり知っておくことで、投与期間を意識できるように

なり、処方箋をオーダーする実務が格段に捗る。

　ここで中間まとめ。

　　ステロイドの治療期間を決めるにあたっては、「3週を超えるか超えないか」の見積もりから始める。

ずっと続ける治療とは

　これは、副腎からもうホルモンを永続的に出せない・出せる見込みがない、と言う病態を指す。出ないものは、補充するしかない。抗炎症だの免疫抑制だの、そういうことではなくて、生きるために補充するしかない。

　多くの副腎皮質機能低下症の病態でこれが必要である。一番わかりやすいのは、両側副腎が摘出された事例である。とにかく出せないものは出せないわけだし、外から補充するしかない。生きるためにずっと補充（治療）を続けるしかない。

止められるかもしれないが、長く続ける治療

　ステロイド以外に原病（普通は免疫の異常の病気でその多くが膠原病）を制御できる方法が存在し、かつそれが効果的であるなら「弱〜く軽くフタをする」程度の免疫抑制の維持しかしていないステロイド治療は止められる。ただしこれがなかなかできない。

　というのも、「免疫抑制剤」という漢字5文字を重く考えてしまう文化がまだまだあるからだ。まずは、「こんな強い薬飲んでるん

ですね」みたいな感覚で患者に接しないことを、医療業界の広範囲に要請したい。

たとえば関節リウマチという病気の、世界中で標準治療（効果と安全性とコストのバランスが一番）とされている「メトトレキサート間欠内服療法」を行っている患者に、「感染症にすごく気をつけて」とか「免疫がとても下がっている」といった内容を当の患者本人に何気なく挨拶がわりにメンションしないでいただきたい。

まず、そもそも感染症に気をつけた方がいいのは、医療機関にかかる人ほぼ全員である。医療機関や薬局に出入りする人で、感染症に気をつけなくていい人を見つけることは難しい。また、この治療法は強い薬をガンガン使う治療ではなく、「6日間の休薬を行うとてもお洒落な治療」なのである。薬の分類ではメトトレキサートは免疫抑制剤に該当するかもしれないが、実際にその薬剤を使って何をやっているのか、そしてその結果や現状を把握しようとして欲しい。本当に免疫を著しく下げているのかどうかを理解して欲しい。と言うと、それは専門家の言い分だと言うかもしれない。それは確かに一理ある。

しかし今、私はステロイドのことを書いている。患者がどんな状態で、どんな治療を受けているか、を詳しく知ることが本来はステロイド処方の真髄なのだが、そのことはここではぼやくだけにしておこう。

さて本題に戻すと、膠原病や血管炎のように、有効な免疫抑制

治療（この免疫抑制薬に置き換える、などの戦略）が分かっていれば、通常は少量で維持するステロイド治療は極力止め、極限まで減量するのが定石である。IgG4関連疾患は、B細胞を枯渇する治療（リツキシマブ）をある程度続けていると、ステロイドを中止できるというトライアルが米国を中心に行われたが、日本では少量のステロイドを維持するようなガイドラインになっている。これは止められるか否かのまさに分水嶺で、IgG4関連疾患という病態の把握が進みそれを制御する何らかの方法が現実的となれば、それに置き換える形でステロイドは止められるはずである。IgG4関連疾患がもし、リンパ球そのものが完全に病的（ex. アポトーシス異常）であるというメカニズムなのであれば、丸腰でステロイドを中止すれば再発するであろうが、「大いなる反応性の病態」なのであれば一時期を乗り越えればステロイドを中止できるのだろうと想像する。

ある程度治療したら止められるが、その「ある程度」がやや長い

これはリウマチ性多発筋痛症や既に例示した亜急性甲状腺炎がすぐに当てはめやすい。こんな病気に全然無縁だという諸氏も少し耳を貸して欲しい。

このカテゴリは、少し治療期間の設定が現実的には「手探り」となる病態を含む。イメージしやすく言うと、寛解自体は2週間など比較的短期間で達成できていても、それを維持することに時間を費やす必要があることが経験的に知られている病態たちであ

る。言い換えれば、とっくに寛解していても、減量・中止までそれなりにステロイドを「引っ張る」やり方をとる。

ここまでくると、原理も理屈もなく、この疾患ならこう！というものとなる。「病勢によってさじ加減」「患者によってアレンジ」みたいなことが出てくるため、ステロイドが嫌な医師にとってはますますステロイドってめんどくさいなと思ってしまう。

具体的には、リウマチ性多発筋痛症では、減量中止まで早くて1年ジャスト、あるいは1年半くらいかける場合もある。つまり3週間をゆうに超えている。亜急性甲状腺炎は、炎症の勢いは強いがその分消えるのも速いというイメージで、かなり治療者による幅があるが8～10週間くらいまでには漸減中止させる諸家が多いように思う。つまり3週間をゆうに超えている。どちらの病態も初期量はプレドニン®で15mg/日くらい、「分2」などの分割投与が一般的に見受けられる。

本来なら4週以内に勝負を決めたいが、逡巡するもの

高用量のレベルだと成人Still病、低用量のレベルだと好酸球性浮腫だろうか。両者は通常は「特発性」の様相が濃いはずであるが、なんとなく本来は4週以内に「病気スイッチ」が切れて収まればいいなあと思ってしまう病態ではある。

個人的には、好酸球が増多する病態（好酸球性浮腫や臓器症状がない好酸球増多症候群など）でも中止・撤退に踏み切れず引っ張ってしまうことがよくある。

これより後は、乗り切ってしまえば止められるものが続く。

3〜4週間という「持ち時間」を使って治療し切って中止

これも著者の勝手な感覚で恐縮であるが、まず重症薬疹が思い浮かぶ。そして結節性紅斑や菊池病、あるいはそれよりは時間をかけなくてもいいと思われるが、Bell麻痺や突発性難聴などもここに入るかもしれない。

共通するkeywordは「反応病態」といったところであろうか。一時的に、病態が発動して強く生体を脅かすが、「台風が過ぎれば」晴れてステロイドも要らないほどになる、のように考えるとイメージが通りやすい。

グラフで図示したサンプルの1つ目（21〜24頁）はまさに菊池病を想定したことをここに明記する。

1〜2週間以内くらいで撤退する治療

この使い方をする例として、重症とは言えない薬疹、気管支喘息発作、関節リウマチの対症療法（抗リウマチ薬の開始や切り替えなどで、効果が発揮されるまでのつなぎ）などが思いつく。あるいは少し様相は異なるが、相対的副腎不全において、病態が落ち着く（ストレス状態が解除される）までのつなぎもこのくらいの時間単位を想定する。慢性副鼻腔炎やCOPDの急性増悪なども入れて良いと思われる。

このあたりになってくると実に気楽である。もちろん用量が多

ければ、たとえ1～2週間であってもNa貯留や血糖上昇、血圧上昇、眼圧上昇、不眠などの種々のトラブルが現れる可能性はあるが、副腎抑制の心配が少ないのでかなり気楽に中止できる圏内である（"青信号"［28頁］）。

グラフで図示したサンプルの2つ目（24～26頁）は気管支喘息発作を想定したということは述べたが、あのイメージがここのグループのイメージである。炎症をグッと抑えたいが、単回や数日程度では抑え切れないだろうというものたちである。

単回～数日のみの投与

これは「発作」「頓用」などのkeywordが浮かぶシチュエーションである。例えば痛風や偽痛風発作である。痛風発作にはNSAIDsかコルヒチンだろうと思われた諸氏もいるかと思うが、**腎機能が悪い場合、ステロイドの全身投与は良いオプション**である。

ステロイドは例えば単回、1日、あるいは数日以内の使用にとどめれば、**副腎抑制/免疫抑制をかけることなく**、抗炎症だけを得るための「頓服薬」「対症療法」として重宝する。こう言うと聞こえはいいが、免疫抑制がかからないので免疫抑制しなければ勝てない病態に対しては無力であるし、純粋に炎症相手だとしても、"火元"がコントロールされていなかったらまた"燃えてしまう"だけである（最初から大きな計画を立てるべきだったと後悔する）。

ただし安全性はやはり魅力で、たとえば「腎機能の悪い高齢者の偽痛風発作」には、局所注射を除けば、ステロイドの短期使用

は良い適応ではないだろうか。具体的には、

プレドニン® （5）4錠分2朝夕食後　2日分

プレドニン® （5）1回2錠　頓用　1日2回まで

プレドニン® （5）6錠分2朝夕食後　1日分

ソル・メドロール® 40mg＋生理食塩水100mL 30分で点滴静注

　など、これらのうちどれでも良い。以前よりもこの"なんでも良い"の雰囲気が少しでも伝わるだろうか。一応解説する。

- ✓　プレドニン® （5）1錠＝5mgでは、そもそも抑えるには弱過ぎる
- ✓　プレドニン® （5）2錠＝10mgでは、単回～1日では済まず、3日以上かかる
- ✓　プレドニン® （5）10錠＝50mgでは、多過ぎる

　実はこの3つ程度のロジックで先程の処方例を決めているのだ。**"両極"を決めて、あとは「処方行為」という現実とすり合わせているだけ**である。2つ目の「3日以上かかる」という部分は、「3日以上かければいいじゃないか。俺は1日10mgに抑えたい」と言

うかもしれない。しかし、相手にしているのは痛風や偽痛風の発作である。アセトアミノフェン使用あるいは無治療放置でも、結局3日以上かかって自然に発作が停止するくらいなら、ステロイドを使う意味がないと思う。

　ステロイド処方の決定は、緻密なロジックで決めているのではなく、両極から中心に向かって挟み撃ちして、ある範囲を模索しそれをふんわり浮かび上がらせて落とし所を決めているだけとも言える。

　思いかけず用量の話をしてしまったが、35頁の『処方例』にあるように、それぞれ2日分・頓用・1日分・1回の点滴静注に落とし込んでいることに注目されたい。このような使用法は、腎機能不良だとか高齢といった背景でも使いやすい。どのくらい安全かというと、私がいまこの場で「プレドニン®を30mg飲め」ともし言われたら、飲める。それくらい安全だということだ。

用量の決め方

　用量については、つい先程「腎機能の悪い高齢者の偽痛風発作」の処方例を説明する際に期せずしてつい触れてしまった。

　〜するには少な過ぎる
　〜するには多過ぎる

のような両極端を設定しておいて、挟み撃ちする感覚である。

　"あの"ステロイドを処方するのに、こんなにラフでいいのか!? 本当にお前は専門医なのか!? と思われるかもしれない。安心して欲しい。まず「臨床ステロイド専門医」などはないし、ステロイドは普通に生理的に私たちの副腎から出ている。ステロイドというと急に構えて、構える割に及び腰になる。私からすると、「そういうところだぞ」と思ってしまう。このラフに設定する感覚に、ぜひ慣れていただきたい。「0.5mg/kgで〜」などとパッと言える医者をカッコよく思えるかもしれないが、その意味するところはただ「1.0mg/kgの半分」といっているだけである。実情は「フルドーズ（大量）の半分くらい？」のノリであって、カチッと設定しているようで、やっぱりラフなのである。こういうところを出発点にしたい。

実はラフでもない

「ラフ」という言葉から、「さじ加減」のような語を連想し、「やっぱりわからない」となるのはわかる。実際には、ラフの裏にあるものがあり、それを示す。

名称	1日あたりの用量
パルス量	1000mgのソル・メドロール®
高用量	1mg/kgのプレドニン®
中等量	0.5mg/kgのプレドニン®
少量	10mg未満のプレドニン®

この**4段階の用量を覚えておく**と、ざっくりというのが数字で身に入るのではないだろうか。ただ私はさらにざっくり捉えたかったので、上表の感じで覚えなかった。私の場合は次のようである。

名称	1日あたりの用量
パルス量	1000mgのソル・メドロール®
高用量	40〜60mgのプレドニン®
中等量	20〜30mgのプレドニン®
少量	5〜7.5mgのプレドニン®

つまり**具体的な用量に変換**して覚えた。「7.5mg」だけ半端にみえるが、プレドニン®（5）の1.5錠であるからそこまで覚えにくいわけではない。臨床医は実際の用量、つまり現場感で掴んだ方がわかるし、医療者どうし意思伝達しやすい。その方が話が早く済むからである。

もし「中等量くらいで良いんじゃないでしょうか」とアドバイスを受けたらプレドニン®30mgくらい、もし「高用量いきましょう」と言われたらプレドニン®40-50mgくらいを処方すれば良い。人からのアドバイスではなく、成書やマニュアルに書かれてある場合でも同じようにすれば良い。

用量については読者にとって特に関心があったかもしれないが、「〜過ぎる」のような用量さえ設定しなければ、存外 "てきとう" だと考えればよく、拍子抜けしたかもしれない。ただ、「〜過ぎ

る」とはどういう感覚なのかは、さまざまな経験"知"が知られており、それは成書にあったり、偉大な専門家が語っていたり、臨床研究（論文）のプロトコルであったり、直属の指導医の口伝だったりする。これらは「頭に浮かんだ数字」という意味の"てきとう"ではなく、病態や患者の状態を正確に読むことでわかってくる。ステロイドについて学ぶ時間は多く割かず、その分病態の評価や未来予測の推論に努力をむけた方がよっぽど良い。

種類・製剤の決め方

　ここまでの解説でもう処方を決められるようになった気でいたが、それだけではまだ処方は入力できないことに気づいた。これまで、プレドニン®など勝手に例をあげてきたが、ステロイド製剤にもいろいろ種類があるのだ。

　製剤を決めるにあたって、ステロイドの種類を次のように3群に分けると臨床的・実際的である。なお、名称は俗称であり科学用語ではない（イメージ重視）。

A. ヒドロコルチコイド系
B. プレドニゾロン系
C. メタゾン系

1 用途

炎症や免疫抑制が相手ではなく、副腎不全に対してなら（補充目的なら）、Aのヒドロコルチコイド系を選ぶ。イメージとしては、一定期間補充したら終わり、あるいはずっと補充し続ける、のどちらかである。ヒドロコルチコイド系は経験的に、気管支喘息患者へのCT造影剤使用にあたっての前投与にも使用されるが、その場合はハイドロコートン®などリン酸エステル（コハク酸抜き）のものを使った方が良い。言うまでもなく、NSAIDs過敏喘息（いわゆるアスピリン喘息）の可能性を念頭に置いてのことである。ただ個人的には、その用途でならデカドロン®が良いのではと思っている。

2 小刻みに減量をする計画になりそうか

なるならBのプレドニゾロン系が良い。中でもプレドニゾロンが良いのではと考える。1 mg錠が存在するからである。

3 始めに、パルス的にいくか

パルスをするなら、ソル・メドロール®かデカドロン注®を選択する（普通は前者）。これは、ステロイドの作用のしかたのうち、細胞内の核内レセプター（グルココルチコイド受容体）を介さない機序によって得られる効果を「non-genomic effect」と呼ぶが、この作用を意識してのことである。メチルプレドニゾロンとデキ

サメタゾンは、他の製剤よりもこの効果を強く発揮できる。

❶～❸を加味すると、製剤が決めやすい。**表1**にA、B、C、3群それぞれの特徴・違いについてまとめた。

表1　各製剤の特徴

	A. ヒドロコルチゾン系	B. プレドニゾロン系	C. メタゾン系
効果の長さ	短い	中間	長い
副腎抑制／ステロイドの嫌な副作用（糖質コルチコイド作用）	起こる	中間	強い
鉱質コルチコイド作用（低カリウム血症）	強い	中間	ない
投与回数	複数回（分割）	用途による	1日1回
パルス的に使えるか（non-genomic effect）	使えない	メチルプレドニゾロンならいける	デキサメタゾンならいける
細かい減量ができるか	しにくい	しやすい	しにくい
具体的な適応	副腎不全全般	膠原病、その他全般	NSAIDs過敏喘息、鉱質コルチコイド作用を避けたいとき、特定のプロトコル（Covid-19、細菌性髄膜炎、など）

これで察して欲しいのは、**つまりは特殊な用途以外はほとんどがプレドニゾロン®** になる、ということである。作用の安定感、副作用の加減、減量のしやすさ、ポピュラーさ、どれをとっても安定感がある。

経口か点滴か

ステロイド製剤には、どの薬でも経口薬と注射薬とがあり、処方医の意図で選ぶことができる。口から飲めない、という人に経口薬は無理であるから、その場合は注射剤になる（術後などもここに含む）。ここではいくつかの臨床場面を想定して解説する。

経口でも点滴でもいけそうなとき

結論から言うと、**どちらでもいけるなら経口が良い**。ぜひとも経口よりも経静脈的で！という場面がそもそも非常に少ない。それでもあえて経静脈投与を選びたい場面を**表2**に示した。

内服と注射の換算の考え方①: 点滴にするときは、増やす

臨床的に、経口投与と静脈内投与でどのように用量を対応させるかという、臨床家にとっての積年の一大テーマがある。とりあえず日常診療で、現実的に応用できる指針になりそうな2つの実践を紹介する。

表2　経口内服ができる患者でも、経静脈投与をあえて選びたい場面

用途・場面	処方の概要	コメント
ステロイドパルス療法を実施したいとき	パルス量のメチルプレドニゾロンを使用する	多発硬化症のパルス療法で、経口でも点滴と非劣性という文献が複数ある（後述する）。
気管支喘息発作で受診、外来で点滴をして帰宅させるとき	メチルプレドニゾロンを高用量点滴する	Non-genomic effectの性質を利用。
腸管浮腫はもちろん、各種膠原病などが活動性であることによって、腸管利用可能性が不詳であるとき	メチルプレドニゾロンを使って1日使用量を2～3回に分けて点滴投与	個人的には、ネフローゼ症候群への初期治療では、腸管浮腫があるとして点滴メチルプレドニゾロンを使用した方が良いのではと考える。
デキサメタゾンを使用することになっているプロトコル／レジメンを実施するとき	デキサメタゾンの静注あるいは点滴静注	低酸素血症を伴うCovid-19肺炎でお馴染みとなった。個人的には、喘鳴を伴うアナフィラキシーの初療の際や、気管支喘息患者の造影剤使用の前投薬に高用量をワンショット静注するのは合理的であると考える。

①点滴では経口の10％増量する

　　静注では一部が抱合型のまま腎から排出されるため、薬剤利用率が経口製剤よりも劣る可能性があり、経口薬と比較して10％程度増量することが勧められている。

　（田中廣壽．各薬剤の特性と違い．In：山本一彦編．改訂第3版ステロイドの選び方・使い方ハンドブック，羊土社，2018年．24頁）

②点滴では経口の1.5〜2倍にする

　　ステロイド経口量と静注量の換算式が、成書に記されていないことは同量でよいということを意味しない。筆者が教わって現在も原則的に従っている方法では、（経口不能または腸管浮腫のとき）プレドニン®を静注に変えるなら、経口予定量の1.5倍〜2倍の水溶性プレドニンを2分割してOne shot静注ではなく点滴する。

　（三森明夫．膠原病診療ノート 第4版．日本医事新報社．2019．51頁）

　①と②の違いは、簡単に言うと比率の差で、点滴時に①では1.1倍、②では1.5-2倍に対応させるというものである。ただ①は製剤別に差別していない。②の前をよく読むと、

　　静注すると、大量であるほど、血中から消失する率が増す。

血中蛋白と結合できない遊離ステロイドが増えて、肝代謝される率が増すためと推定される。したがって、静注投与は治療効果の用量依存性に不確定さをもたらす。

（三森明夫．前掲書．51頁）

とある。著者（三森先生）は、これに対応する文献は見出せなかったと明言しており、また経口だったステロイドを点滴にすると臨床的な不確かさが格段に増す、ということを私に個人的に（私信として）教えてくれた。それはともかく、たとえば膠原病の活動性を相手にするような、高用量を使用するに際しては、より比率を高くした点滴用量を設定した方が良いという示唆になっているのかもしれない。

　逆に、具体的な用量を明示できないが、**低い経口内服量を点滴にする場合には、1〜1.5倍の間に収めてもそこまで臨床的にブレない**し、①の提案（1.1倍にする）とも大差が生じない。

内服と注射の換算の考え方②: 経口製剤の、良さ

　徳山医師会病院のウェブサイトの薬局部門「DIニュース」(http://hospital.tokuyamaishikai.com/introduce/di) の中から、No.387 2017年3月 (http://hospital.tokuyamaishikai.com/wp-content/uploads/2017/04/f807f6eb5d059a15f4ece960e1b7a10e.pdf) の記事から、以下を抜粋する。

経口ステロイド剤はそのままの形で作用を発揮できる活性型が製剤化されており、吸収が非常に良好でほぼ100％吸収されます。一方、注射剤は水に難溶性であるため、水酸基をリン酸やコハク酸などでエステル化して水溶性を増した製剤となっており、生体内で加水分解されて初めて活性型となり薬効が発揮されます。そのため、内服薬から注射薬、または注射薬から内服薬へ変更する場合、通常は等量で変更し、その臨床効果をみて増減する方法が行われています。

ただし、プレドニゾロンの場合、5〜40mgでは生体内利用率がほぼ1に近いとされていますが、連日投与する場合は生体内有効利用率が低下（1.1→0.72）するため、注射時の用量に比べて経口投与時の用量を増量する必要があるとの報告もあります。また、デキサメタゾンやヒドロコルチゾンの場合は、生体内有効利用率を考慮して内服量は注射量の30％増しが必要とされています。

残念ながら引用文献はないが、このように述べた上で、プレドニゾロン・メチルプレドニゾロンでは「経口＝注射」と等価とし、それ以外（ヒドロコルチゾン、デキサメタゾン、ベタメタゾン）では「内服は注射の3割増し」を提案している。

「生体利用率」という概念は、経静脈的投与を1（100％）としたときの経口投与でどれくらいの比率で使われるかの基準であるから、前提として、投与量は「内服薬≧注射薬」となる。つまり

薬理学ベースで考えていると、前項①②の（臨床家による）提案のような「点滴でむしろ量を増やす」というのは一瞬感覚的に驚くことなのだろうと思う。ここを背景にすると、先の徳山医師会病院のDIニュースの抜粋を文脈良く読めると思う。

　ステロイドの生体利用率について、ある小さな臨床研究を紹介する。

Spoorenberg SM, et al. Pharmacokinetics of oral vs. intravenous dexamethasone in patients hospitalized with community-acquired pneumonia. Br J Clin Pharmacol. 2014 Jul; 78（1）: 78-83. PMID: 24400953

　これは、市中肺炎患者のような具合が悪い患者でも、肺炎の補助療法で使用する経口デキサメタゾンにおいて、良好な生体利用率を得られることを示した研究である。経口デキサメタゾン6 mg（15人）と静注デキサメタゾン4 mg（15人）を比較し効果・副作用など全てにおいて有意差なし。また、デキサメタゾン経口投与6 mgと静脈内投与4 mgのAUC比は1.22（95% CI 0.81-1.82）で、経口デキサメタゾンでは生体利用率は0.81（95% CI 0.54-1.21）となった。AUC（0, ∞）の変動係数は、静脈投与群で60%、経口投与群で43%だった。この論文によれば、既報では、健常者におけるデキサメタゾンの経口投与時のバイオアベイラビリティは70〜78%とされているらしい。つまり、入院が必要な市中肺炎のような重症者でも、経口デキサメタゾンの生体利用率は健常者のそれと変わらないという結論であった。

論文からは、肺炎入院患者におけるデキサメタゾン 6 mg 経口投与のAUCは、デキサメタゾン 4 mg 静注のAUCと有意差はないということも読み取れるが、これは、静注を経口にするときの比率は1.5倍（ 5 割増し）にする（すべき）という勘定となってしまうようにも思える。とにかく経口デキサメタゾンの生体利用率の良さ（＝量を引き上げれば、無理して経静脈でいく必要がない）は覚えておいても良いかもしれない。

　この10年以内で主に多発性硬化症（MS）の領域のパルス療法において、従前は点滴によるメチルプレドニゾロンの超大量点滴だったやり方が、経口投与でも非劣性であるというエビデンスが出てきており興味深い。前述の市中肺炎に対する経口デキサメタゾンの研究もそうだが、諸外国で「経口」のトライアルがなされるのは、①経口投与は静脈炎のリスクがないため患者の不快感が少ない、②適用が容易で投与コストの削減が可能、③外来での使用もできる、といったことが背景にあり、研究意義としては薬理学的関心のみにとどまらない。

　ただ、本邦でこの"経口パルス"をやろうとすると、 1 日量をメチルプレドニゾロン1,000mgとすれば、経口メドロール®（ 4 ）の場合250錠を一気に服用することになり、これが「不快が少なくて便利」とは思い難いので、薬剤の影響が純粋に生物学的にどうかという検証として文献をレビューしてみる。

Burton JM, et al. Oral versus intravenous steroids for treatment of relapses in multiple sclerosis. Cochrane Database Syst Rev. 2012 Dec 12; 12: CD006921. PMID: 23235634

　この論文では、MSの再発に対するステロイドパルス療法の静脈投与と経口投与を比較。臨床的（効果と有害事象）、画像的、薬理学的なアウトカムに有意な差は認められなかった。経口ステロイド療法は、MSの再発の治療において、静脈投与に代わる実用的で効果的な治療法であると考えられるとしたもの。

Le Page E, et al; COPOUSEP investigators; West Network for Excellence in Neuroscience. Oral versus intravenous high-dose methylprednisolone for treatment of relapses in patients with multiple sclerosis (COPOUSEP) : a randomised, controlled, double-blind, non-inferiority trial. Lancet. 2015 Sep 5; 386 (9997) : 974-981. PMID: 26135706

　こちらもMS再発に対しての、経口と静脈投与の比較。1カ月後の障害スコアの改善において経口は静脈内投与に劣らず、安全性も同様だった。経口投与群では不眠症の報告が多く（77％）、静脈内投与群では64％であった。

Lattanzi S, et al. Oral and intravenous steroids for multiple sclerosis relapse: a systematic review and meta-analysis. J Neurol. 2017 Aug; 264 (8) : 1697-1704. PMID: 28492970

　こちらも経口と静脈投与の比較。MS再発の成人患者において、ステロイドの経口投与と静脈内投与の間に、有効性と総合的な忍

容性に明確な違いはなかった。興味深いのは、有害事象のうち、不眠症は経口投与に有意に関連していた［RR 1.25（1.07-1.46）；p＝0.005］。これだけの用量になると、経口の方が不眠の副作用が出やすいようである。

Morrow SA, et al. Effect of Treating Acute Optic Neuritis With Bioequivalent Oral vs Intravenous Corticosteroids: A Randomized Clinical Trial. JAMA Neurol. 2018 Jun 1; 75（6）: 690-696. jamaneurol. 2018. 0024. PMID: 29507942

こちらはMSではなく急性視神経炎における、経口と静注の比較。結果としてはやはり両者は同等で、経口ステロイドが、静脈内投与の代替として使用できることがわかったというもの。少し違うのは、通常のパルス療法で用いるコハク酸メチルプレドニゾロンナトリウム静注（1,000mg）群に対応させたのは、プレドニゾン経口投与（1,250mg）群であった。これを「生物学的に同等の用量」と表現されたのが個人的に興味深かった。プレドニゾロンではなくプレドニゾンであるとの違いはあるが、メチルプレドニゾロンとプレドニゾンの比率は5：4としてあり、実臨床と同じ換算がなされている。

これら4つの臨床研究からは、ステロイドパルス療法をすべき特定の状況においてではあるが、経口投与が従前の静注スタイルと同等かもしれないとの示唆が得られた。高用量すぎるために、病態に比して十分すぎるだけということかもしれないが、副作用

も同等であった。とはいえ、不眠が経口では多いということは、経口の方が生体では作用が大きいことの証左かもしれず、日常的な用量でどういう結果になるかはわからないが点滴の方が実効的な力価は低い（要するに弱い）のかもしれない。つまり、経口を点滴にするときは用量を1.1〜2倍にせよ、と言った諸家の臨床実感はどこかでは正しいのかもしれない。

「経口か点滴か」のまとめ

この問題について、要点を次にまとめる。

- 点滴にすべき特定の状況をおさえる（**表2**. 43頁）。
- 高用量デキサメタゾン（プレドニゾロン換算で40mg-60mg/日）静注を経口にするときは1.5倍にする。
- プレドニゾロン・メチルプレドニゾロンでは、補充する程度の**少ない用量を単に置き換えたいだけのとき**は経口量と静注量は同じ用量でも良いかもしれない。
- パルス量など極端に多い用量のときも、経口と静注で用量を変換しなくていいかもしれないが、中等〜高用量くらいを扱い、かつ膠原病の活動性や神経病態などの"勝負どき"には、諸家の経験則に従い、**点滴にするときは経口用量1.1〜2倍にした方が良い**かもしれない。
- その（幅のある）比率の加減は、臨床的な病態の重さによって増減させるのが良いと思われるが、その調節や用量設定

は各領域の専門家が決めるレベルの話であると思われる。

つまり、「ステロイドを毎日飲んでる患者さんが飲めなくなっちゃったんですけど〜」という状況で、**少ない経口量を点滴に置き換えたいだけのようなときには、プレドニゾロン製剤であれば等価・同用量で変換**すれば良さそうということになる。ただし、相手が炎症、あるいは相当のストレス量（侵襲）にあるときには**点滴量を1.5倍程度**にしても恥ずかしくなく、多めに補充したいように思えれば（ICU入室、高侵襲の手術、など）最大2倍量までに設定しても構わないと思われる。**「やせ我慢して等価の点滴にしようとするなら、増やした方が安心」**という言い方もできるだろう。

ステロイド処方をためらう理由

ステロイドを処方するために必要な、主要な要素については説明してきたつもりだが、臨床医はこれだけでは処方箋を作成できない。その主な理由は、副作用の問題である。病態を診て、処方を決定できても、それについて患者となんとか折り合いがつかないと処方箋を発行できない。「自分（の知識）」「病態（の把握）」に次ぐ、3つ目として「患者（の不安）」という要素があり、これがケースによって不確かであるため、さらに担当医にステロイド処方を不安にさせる。

処方をためらう背景

　ステロイドは誰でも嫌だから、患者がステロイドを嫌がっているということだけでは、担当医が処方をためらう理由にはならない。もし「患者がステロイドを嫌と言っている」という理由でためらっているなら、（ステロイドの）適応自体を見直した方がいい。

　処方期間のところ（27〜36頁）でも述べたが、"黄色信号"のうちに投与が終了する計画（3〜4週間未満）であれば、患者の多くが特に嫌がる副作用をあまり被らなくて済む。今、ある程度強い理由でステロイドを投与しようとしているわけだから、全員に起こるとは限らない晩期副作用である骨壊死などまでフルに説明して同意を取る必要はないと思う。「免疫が下がったり、嫌な皮膚の変化が起きたりしてしまう前に投与が終了します」と宣言することは重要だと考える。

　逆に言えば、この説明ができるくらいには、ステロイド処方に習熟しておいた方がいい。私はこの項の冒頭で、「患者（の不安）」という不確かな要素があると嘯（うそぶ）いてしまったが、医者の無理解のために患者が不安になるという「判断ベクトル」も忘れてはならない。担当医がステロイドを理解すれば自然、すっきりとした説明になり、患者が安心、納得する。ステロイド処方初日に「バクタ＋PPI＋ビスフォスフォネート」の"セット"を合わせてルーティン処方したりしてはいないだろうか。この手際の良さをステロイドを使いこなせることと勘違いしていないだろうか。

処方をためらう患者背景

　副作用について詳述する章は後にあるので、ここでは「いざ処方をしようとするまさにそのときに」ステロイドを処方することをためらうような背景について簡単に述べる。

　一般に、ステロイドの投与期間が3〜4週未満（副腎抑制がかかる前に投与終了）だとしても、投与開始直後から出現しうる副作用というのがある。ステロイド治療というのはそのことを受け入れて始めるものではあるものの、とはいえ、もしこういう"素地"があったらステロイドを行くのをためらうなあというものを具体的には知っておくと良い。**表3**に示す。

表3　ステロイド処方をためらうような"素地"

☑コントロール不良の糖尿病がある
☑コントロール不良の高血圧症がある
☑現在心不全になっている
☑強度の睡眠障害がある
☑現在せん妄状態にある
☑眼圧が高いことがわかっている
☑本人あるいは身内に、極端なステロイド忌避がある

　表3は、これらがあることでステロイドが投与できない（禁忌）というわけではなく、注意して使用するためのチェックリストのようなものだが、ほぼすべて用量依存であることに注目して欲しい。多ければ多いほど、強く出る。つまり処方にあたっては、開

始時の用量（少量／中等量／高用量）を意識し、出現しうる副作用の強度を予測することがまず重要である。そしてそれを患者に説明し、折り合うプロセスは省略できない。

ステロイド開始前の説明の心得

ステロイド処方を決定したからには、その病態と治療によって目指す未来像というものがあるはずである。ステロイド適用となる病態の多くは、死に直結するものではない。言い方を変えると、非悪性疾患であることが多い（例外はある）。

たまに、他の医師のステロイド処方の際の患者説明を聞いていると、とにかく悪いことだけ並べていき、あたかも「ステロイドによって死にます」と聞こえてしまうような言い方をされているときがある。原疾患とステロイド、どっちで死ぬ可能性があるかと言えば、原疾患の方だろう。

今、ステロイドが適応となる病態の多くが非悪性だと述べた。すると、ステロイドを使わないと制圧できないような病気にはなってしまったけれども、ステロイドを使って乗り越え、一緒に頑張りましょうという説明が本来はフィットすると思う。

医師は人間であり、医師にも心因が働く。ただそこは医師であり、冷静に自身を制御したい。

では医師はどういう間違いをしがちかというと、患者の状態に正確に見合った（≒等価の）対応をしないという間違いである。

たとえば、患者の状態がそこそこ良い、あるいは悪くないにもかかわらず、その状態に見合わないほどに"予後不良感"を醸し出して説明したり、ステロイドの"毒性"を過剰に語ったりする。その一方で、病態的にすぐさま大量のステロイドが必要であろうと思えるのにもかかわらず、その状態に見合わせないほどに"腰抜け"な介入しかしなかったりする。つまり、やりすぎ・やらなさすぎが極端であり、判断や行動のバランスが急に悪くなる医師がいるのだ。この"バランス障害"は、なぜかステロイドが関連・介在すると生じやすい。

たとえば施設にもよるだろうが、15年以上前に比べれば、だいぶ「血液培養」は医療現場に膾炙したように思う。これからの時代は「ステロイド」にまつわる偏りのあるマネジメントを排したいところではある。この本がその一助に、なるだろうか。

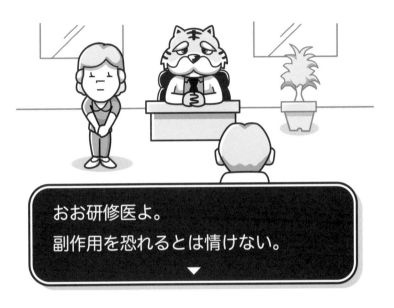

おお研修医よ。
副作用を恐れるとは情けない。

▼

part 3

ステロイドの副作用と
その対策

「予防」は言い訳

　ステロイドの副作用は、毎日投与していれば、開始2～3週間以降から出現し、そしてそれはほぼ回避し難い。予防は……したいのはやまやまであろうが、「副作用予防」という語感には個人的には少し違和感がある。

　それでも「予防」という言葉を持ち出し、予防できている感覚を得てしまうのはどういうことだろうか。

　1つは（すでに述べたことだが）、2～3週間以内に投与が終了する、あるいはそれを超えたとしても用量を減量しつつ2～3ヶ月以内くらいの比較的早期に投与が終了される場合では、そもそもステロイドの副作用の影響を大きくは被りにくい。そのため、「予防！」などと息巻いて始めた薬物や行動の処方が効いたかのように担当医には感じられてしまうのだ。

　もう1つは、実際には「予め」防いでいるのではなく、警戒しておき出現したらすぐ対処している（だけ）、という文脈である。予防の意味を広く適用すればこういうのも予防と言えるだろうが、ここでは患者視点で考えて欲しい。副作用が出てしまった患者側からみれば、「予防」と「早期対処」は意味が違うだろう。後者は、出たかどうかで言えば、副作用は出ている。

　特にとっておきのことを言おうとする意図はないが、ステロイド処方初日にドバッと"予防"処方を出すなどして「俺は予防で

きている」のような感覚を持つこと自体が、様々な意味での失敗の元なのではと私は思っている。失敗とはたとえば、患者とすれ違うことである。「副作用を予防すると言ったのに、出てるじゃないか」「副作用予防のための薬ですと言っていたのに、その薬で副作用出たので中止する？ 何それ」これらは患者のコメントであるが、その通り過ぎて言い返す言葉もない。

あえて言いたいことがあるとすれば、「副作用コミュニケーション」という考え方である。奇しくも世は"リスコミ"について関心が寄せられる時代になったが、私はそちらの専門家ではない。ステロイドを処方するときの、副作用にまつわるコミュニケーションを適宜患者ととっていくというのは、それ自体が「ステロイド処方」に含まれるのではないかと思う。「ステロイド処方」は、処方箋を入力することだけをいうのではない。

予防可能性の観点でのグループ分け

すでに前項から、ステロイド服用の**期間**を意識づけさせたつもりである。「2～3週間以内に投与が終了する・しない」の部分である。この項ではそこではなく、むしろ時間軸は排し、予防ができるかという観点でグループ分けを試みる。ここでいう「予防」は、前項のような屁理屈（？）は言わない。早期対策も含める。

A ハイリスク者に対しては早期覚知して対処したいもの

- ☐ 血糖上昇
- ☐ 消化管粘膜びらん・潰瘍
- ☐ 眼圧上昇
- ☐ ナトリウム貯留
- ☐ 血圧上昇

まずこのグループ A であるが、ここに入るのはハイリスク群と思われる人には早期に発見して即対処したい副作用たちである。

血糖上昇

もともと糖尿病がある人はもちろん、薬物治療を要していないレベルの「耐糖能に不安がある」くらいの人でも、ステロイド量が多ければ**即時出現する**のが血糖上昇の副作用である。家族歴に治療が必要な糖尿病がいる人にも、警戒しておくと良い（**PMID**: 30152586）。

いくつかの文献によると、**ステロイドによる糖尿病には DPP- 4 阻害薬が合理的かつ安全**であると読み取れる（**PMID**: 28836444, **PMID**: 24123849）。一見メトホルミンが良さそうであるが、必ずしも第一選択にはならないようだ。食後高血糖が目立ち、食前（特に朝食前）などではむしろ正常血糖であることも多く、グリメピ

リドなど持効するSU剤は避け、グリニド系の方がいいかもしれない（**PMID**: 24123849）。

　実臨床でも、個人的にはDPP-4阻害薬を中心に使用し、もともと糖尿病があってメトホルミンが使用されている場合はそれを継続する。食後血糖が目立つ場合には、インスリンを使用しない場合には、グリニドを使っている（特に夕食前）。

対策：
　1.　**糖尿病既往、耐糖能に不安がある人がハイリスク**
　2.　**DPP-4阻害薬が第一。メトホルミンは第一選択ではない**

消化管粘膜びらん・潰瘍

　現在消化性潰瘍がある患者が一番のハイリスクである。NSAIDユーザーもハイリスクである。これらの場合プロトンポンプインヒビター（PPI）を処方する（**PMID**: 27986133）。細かく言えば、未除菌のヘリコバクターピロリ関連の粘膜障害（潰瘍瘢痕も含め）がある患者にも少し意識を払う必要があるかもしれない。ただし内視鏡をしておく、除菌を検討する、などの具体的介入はしやすいだろう。

　問題は、ステロイド処方時にルーチンでPPIを処方するかどうかである。ある研究では、ステロイドは消化管出血や穿孔を増やすが、その発症率は極めて低いとしている（**PMID**: 24833682）。先の文献（**PMID**: 27986133）では、他にヘビースモーカー、アルコール常用者、65歳以上の患者、ビスフォスフォネートの服用者

でない限り、**ルーチンで予防目的でのPPI併用は推奨されない**としている。

　実臨床では、個人的にはほぼその通りにしている。**消化性潰瘍の既往がある人、NSAID使用者にはPPIを処方**し、高齢者では他のファクターを勘案して処方するかどうか決める。そのファクターとは、（ステロイドで治療する）原疾患の重症度、ステロイドの用量（服用期間が長期に及ぶかどうか）などである。

対策
1. 消化性潰瘍の既往・NSAID使用者にはルーチンでPPI
2. そうでない高齢者の場合は、他の要素を考慮してPPI処方を決める

眼圧上昇

　まず、シンプルにすでに緑内障や眼圧高いことを指摘されている人はハイリスクである。あるいは、隅角が狭いとかつて言われている人も警戒が必要である。これらの群は、眼科医の診察を早めに入れておく。閉塞隅角緑内障は、「中高年以上の遠視の女性」が多いとされることは以前より膾炙されているはずだが、緑内障診療ガイドライン（第4版）にはそのことの明記はない。

　2020年のレビュー（**PMID**: 32057761）では、高齢者と6歳以下の小児がハイリスクとしている。また、ステロイドの服用期間が1ヶ月〜1年などに及ぶ場合には、眼圧が上がる可能性があるとして積極的にモニターが望ましいとしている。ただし個人的に

は、10代の全身性エリテマトーデス患者が高用量ステロイドによる入院治療中（開始1ヶ月以内くらい）に眼圧が無症状のまま著明に上昇したのを見たことがあり、高用量で治療する場合はもちろん、若年者でも油断できないと思っている。

対策
1. ハイリスク群（緑内障、すでに眼圧が高い）は注意
2. 無症状なままの上昇に注意して、積極的に眼圧を測るようにする

ナトリウム貯留

　これはコルチコイドとしての電解質作用に由来するであろうから、見かけのナトリウム値が正常でも、もしカリウム値が低ければナトリウム過剰を警戒した方が良いかもしれない。具体的には、胸水・腹水の貯留、手足の浮腫などを起こす。血圧上昇にも繋がり、心不全のリスクになる（**PMID**: 25204470）。

　危険群は、現在心不全を起こしている患者、心不全の既往がある人であり、心不全への対策が必須である。腎不全患者も、電解質の動態（代謝や排泄）が読みにくくなるためハイリスクかもしれない。高血圧を放置している患者もハイリスクで、高血圧の治療中の患者も少し警戒する。体液貯留や電解質に注目する。対策は、個々で異なる。

対策
1. 電解質異常を注意すべき疾患がハイリスク群
2. 対策は原疾患によるので個々で異なる

血圧上昇

　ステロイドの用量が多ければ即日〜数日で上昇するだろう。よって、現在放置された高血圧症がある患者はハイリスクである。降圧薬を処方する。心不全を起こしている人も当然ハイリスクである。血圧が急に上がれば脳梗塞発症も怖いので、脳梗塞の既往があるなどの高齢者でも警戒する。

　実はステロイドによる血圧上昇の厳密な機序はわかっていない（**PMID**: 21744056，**PMID**: 29055500）。Goodwin ら（**PMID**: 21744056）は、グルココルチコイドが、血管緊張の亢進、ナトリウム再吸収の亢進、中枢へ影響などいくつかの高血圧経路に影響を与える可能性があることを考えると、最適な治療法を決めるのは難しいとしつつ以下の提案をした。①投与後数日以内に高血圧が認められた場合にはカルシウム拮抗薬や他の血管拡張薬を使用し、②高血圧が持続的となったり悪化したりした場合には最終的に利尿薬を追加する、というものだ。Goodwinらは、グルココルチコイド誘発性高血圧では、血管作用を介した急性導入期と、腎臓の積極的な関与を必要とする慢性維持期が生じると考えているようであり、この考えが背景にあると思われる。

　実臨床でも**カルシウム拮抗薬**を使用することは多い。特にステ

ロイド投与直後の上昇にはこれでよいと思われる（ただしカルシウム拮抗薬による浮腫の副作用に注意）。ステロイド投与が1ヶ月以上におよび、血圧上昇も長期に及ぶことが予想される場合には、スピロノラクトンあるいはARBの追加をすることにしている。

対策
1. **ステロイド高用量のハイリスク群には予め降圧薬を処方する**
2. **そうでなければ上昇後に降圧薬を処方**

B ステロイドを減らせば軽減・消失するもの

☐　睡眠障害
☐　食欲亢進
☐　浮腫
☐　ムーンフェイス

次にこのグループ**B**であるが、ここに入るのは、生じてしまうことそのものを防ぐことはできないがステロイドの量が減っていけば軽減・消失するというグループである。入眠障害は睡眠導入剤が有効だが、それ以外（食欲亢進・浮腫・ムーンフェイス）は有効な対策手段や具体的処方がない。

ただし、グループ**A**に比べて**B**は比較的ゆっくり、一定の猶予を持ってモニタリングできる（**A**は、覚知でき次第素早く介入せねばならい・した方がいいものたちである）。

睡眠障害

　予防的に睡眠薬を飲むことは普通しないだろう。ステロイドの用量が多ければそれだけ不眠の強度は重くなるが、ステロイドを減量すれば改善する。レビュー（**PMID**: 28088991）でも、用量依存であるとしてはいる。

　睡眠障害としては入眠障害が多い。ただし、対策薬として具体的にこのような薬剤が良い・合理的だという推奨はない。積極的な精神科との関わりが重要だという記載はあるが、実際的ではない。

　個人的には、ステロイド減量で改善しやすいからこそ、入眠困難の訴えに対する薬物治療開始の閾値はかなり低くしている（不眠があるのはステロイドを多く飲んでいるときだけであり、この時期を"やせ我慢"して過ごすことはない、という観点から）。ゾルピデム、ブロチゾラムなどの汎用される睡眠薬を使うことが多い。ある程度は鎮静が必要なのではと思っているが、脱抑制に注意する（実際には多くない）。

対策
1. 睡眠障害に対しては我慢させず睡眠薬を処方する

食欲亢進

「食欲が止まらない」「太った」という言い方で訴える。患者はステロイドで脂肪が増えたという解釈をしがちだが、食欲が増えたくさん食べるから体重が増えるのである。ステロイド減量で改善するが、「食欲のままに食べると体重が増えますよ」と説明するしかない。

> **対策**
> 1. ステロイドの減量で改善することを説明する

浮腫

ステロイドを投与中、下腿や足部の浮腫を訴える患者がいる。両側かつ圧痕を残すもので、循環に影響がなく原病も良好であれば、**経過観察で良い浮腫**である。ステロイド減量で軽減する。

> **対策**
> 1. とくになし。経過観察

ムーンフェイス

副腎抑制の象徴のような副作用であり、患者からの質問でも多いものである。ステロイドを減量すればゆっくり軽減していくことが経験される。

> **対策**
> 1. とくになし。経過観察で

C 予防可能なもの

☐　ニューモシスチス肺炎

☐　結核症

☐　骨粗鬆症

ニューモシスチス肺炎

ST合剤の服用によって予防する。が、実はこのテーマは色々と課題が多い。

低酸素を伴うニューモシスチス肺炎（PcP）で、抗炎症治療を併用する（つまりステロイドを使う）ことはよく知られているが、これは「肺が菌だらけ」ということよりも、宿主の肺の著しい炎症反応のほうが問題であることを示唆している。つまり少ない菌量で重篤な肺臓炎が起きている可能性がある。となると、一概に定量的に「免疫が低ければ低いほど発症する」ということではなさそうだ。

HIV患者のPcPと、そうでない患者のPcP（非HIVのPcP）では様々な点で両者の性質が異なることを我々は知っている。特に異なるのは、HIV患者における免疫不全の定量性は「リンパ球数」によっておおよそリニアにわかるという点である。PcP発症の前提となる「免疫不全の度合い」を推測するために、リンパ球数は重要である。たとえば炎症性腸疾患（非HIV、かつ非リウマチ性疾患）の分野でも、ある文献（**PMID**: 23615530）ではPcPの

予防はケースバイケースでとしつつ、具体的に**表1のような患者**のような患者には特にPcP発症について（つまり予防を推奨すべき患者として）注意すべきとしている。

表1　PcPのハイリスク群（PMID: 23615530）

1.　大量のコルチコステロイドが投与されている
2.　①コルチコステロイド、②代謝拮抗薬、③生物学的製剤またはカルシニューリン阻害剤　の①〜③の3つとも使用している
3.　リンパ球減少症（絶対リンパ球数600個／mm³未満、CD4＋リンパ球数300個／mm³未満）、または白血球減少症がある
4.　複数の合併症（特にCOPD）を有する患者
5.　55歳以上

表1の3にあるように、リンパ球数を独立して重視していることがわかる。血液腫瘍の領域でも、急性リンパ球性白血病の治療中あるいは造血幹細胞移植のための治療中の患者が一番PcP発症のハイリスクとされており、これらの背景ではPcP予防を積極的に導入せよというようなコンセンサスがある（**PMID**: 25482745）。

　ここで示したいのは細かい各論的なことではなく、「非HIVのPcP」とだけ括ってしまうとその内訳は非常に不均一であるため、PcP予防が必要な群を一律・単純な基準で線引きすることは難しくなるということである。「ステロイドを処方する」というだけでPcP予防はすべき、という誤謬が医療現場に蔓延してしまっている。

PcP予防をためらう理由は、なんと言っても副作用である。後で述べるが皮疹、熱、血小板減少、血清クレアチニン上昇などがあり、継続不能になることもある。その割合は、2～3％とするデータが多い（**PMID**: 30449650）。またST合剤は広域抗菌薬でもあり、腸内細菌などにおける無用な細菌叢の交代を起こすかもしれない。その証左として、ST合剤使用はフルコナゾール耐性のカンジダ属の菌血症のリスクとなるという研究（**PMID**: 22314534）がある。「ステロイドを処方するならとにかく念のためバクタ処方」というのは些か思慮がなさ過ぎると思う。

　とはいえ、PcPは重篤な合併症であり予防は施したい。明確な基準がないわけであるが、米国のリウマチ医を対象にした調査（**PMID**: 20194450）では、PcP予防薬を処方する最も重要な決定要因は、原疾患にどういう治療をしているか（68.6％）、何の疾患の治療をしているか（9.3％）、使っている薬剤の用量（8.3％）であった。この調査では、慢性的にプレドニゾンで20mg/日以上を使用している患者にPcP予防を講じる傾向にあった。また既に示した炎症性腸疾患の分野での論文（**PMID**: 23615530）では、プレドニゾン換算で20mg以上、1ヶ月以上投与されている患者にはPcP予防を検討するという指針を示している。免疫抑制薬の使用や肺に関する基礎疾患の有無も重要な因子であるとも読み取れる（**表1**）。先の米国のリウマチ医での調査（**PMID**: 20194450）では、治療している原疾患にも傾向があり、特にシクロホスファミドを使用していればPcP予防をする（75.6％）という結果であった。

以上をまとめ、また筆者個人での実践を紹介する。**次の場合に PcP 予防を施すと良い**のではないかと考えている。

A）プレドニゾロンで20mg/日以上の投与が、1ヶ月以上に及んでいる、あるいは及ぶことが予定されている場合

B）高用量ステロイドで治療し、さらに免疫抑制薬を併用する場合

C）（例えば関節リウマチの治療などにおいて）少量維持プレドニゾロン＋何らかの免疫抑制薬＋生物学的製剤を使用する場合（"triple therapy"）

D）重度のCOPDや、ステロイドの治療対象がまさに間質性肺炎などの肺・呼吸器疾患を伴う例で、1ヶ月以上のステロイド治療を要するような臨床状況の場合

Aはステロイド単独、Bはステロイド＋免疫抑制薬、Cはステロイド＋免疫抑制薬＋生物学的製剤、という構造になっている。Aは「期間（が長い）」ことを問題視しての適応、Bは免疫抑制薬の併用を余儀なくされるほどに原疾患が難しい（免疫抑制が必要）という背景、Cはさすがに3つを併用する状況では必要ではないかという予想、の元で取り入れた。Dで重視したのは、「肺機能の余力」である。PcPを発症したときに余力が少ない患者では、PcPを予防したいというモチベーションがより勝る。

処方の実際

先に示したリウマチ医間の調査（**PMID**: 20194450）では、「trimethoprim/sulfamethoxazole（ST合剤）の2錠分1を週に3日」というやり方が74.8％で、「バクタ®1錠を連日」というやり方は19.2％だった。本邦の後者のやり方が多いため意外だったが、臨床の実感では、1錠でも予防効果はありそうであるという私感から「**バクタ® 1錠 分1　週に3日服用**」というのが一番折り合いが良さそうだと私は考えている。**腎機能に不安がある場合は週2日**にしている。1週の中で散らすことが多く、週3であれば、月・木・土とか火・木・土とか月・水・金とかである。あるいは「水曜日と土・日」でも良いように思う。連日内服よりも休薬を置くほうが有害事象が少ない実感を持っている。

結核症

インターフェロン-γ遊離試験（IGRA）で潜在結核を検出し、ステロイド治療が予定されている患者には、イソニアジドの服用によって治療し、顕性発症しないよう予防する。

潜在性結核感染症（latent TB infection, LTBI）については、2013年に結核病学会の「潜在性結核感染症治療指針」が出されているのでそれに従うと良い。この指針によれば、結核発病リスク要因のうち「副腎皮質ステロイド（経口・吸入）」は、勧告レベルB（リスク要因が重複した場合に、LTBI治療の検討を行う）に相当する。「リスク重複」については具体的には、免疫抑制剤使用、コ

ントロール不良の糖尿病、低体重・喫煙・胃切除後、などが挙げられており、このほかはケースバイケースだろう。

　ステロイドの量についても指針がある。「経口プレドニゾロン1日15mg（またはその同等量）の1カ月以上の投与は統計的に明らかに結核発病のリスク要因とされている」とあり、他に注意すべき因子としてすでに経口ステロイド投与を受けている、吸入ステロイドを高用量続けている、なども結核発症のリスクとなっている。経口プレドニゾロン1日10mg以上ではツ反やIGRAの反応を減弱するので、潜在性結核感染症の診断は治療開始前に行うことが望ましいとされる。

　「プレドニゾロン15mg/日が1ヶ月以上」と言えば、ボーダーラインとしてはリウマチ性多発筋痛症が思い浮かぶ。この疾患では初期量15mg/日で開始することが多いが、反応が良い場合には1〜2週で15mg未満にするため、「リウマチ性多発筋痛症」があること単独ではルーチンで潜在性結核感染症（IGRA陽性）の治療は開始しないだろう。しかし、リウマチ性多発筋痛症は高齢患者に発症するというのがほぼ前提であるから、特に既往歴や胸部X線画像には注意し、未治療の陳旧性結核病変がある場合には潜在性結核感染症としての治療をむしろ積極考慮する。よって、私はリウマチ性多発筋痛症の治療においては胸部X線画像あるいは胸部CTを撮るようにしている（リウマチ性多発筋痛症の診断に際し、他疾患除外のために普通は撮影するものと思われる）。

　また例えば関節リウマチや炎症性腸疾患などの維持治療におい

て、15mg/日のプレドニゾロンを服用していて、IGRA陽性だったが胸部写真で肺野に異常がないため潜在結核の治療をしていなかった患者が生物学的製剤を使用することになりそうな場合、これは潜在性結核感染症としては勧告レベルA（積極的にLTBI治療の検討を行う）に相当する。このようなときは発症リスクの高い潜在性結核感染症であるとあらためて診断し、イソニアジド処方を行う。

複雑そうに述べたが流れは非常に簡単で、ステロイドを**プレドニゾロン15mg/日以上相当で1ヶ月以上は投与するかもしれない人にはIGRAを測定し、陽性なら治療することを考える**、というだけである。陳旧結核病巣の存在と生物学的製剤の投与という組み合わせは中でも発症ハイリスク因子であり、潜在結核の治療を行う。それ以外にも、免疫抑制剤の併用者・併用予定者、高いHbA1c、低体重・喫煙・胃切除後、などの背景を持つ者でも潜在結核の治療を積極考慮する。

処方の実際

併用レジメンもあるが、イスコチン®を単独使用する。期間は6ヶ月あるいは9ヶ月となっている。免疫抑制者では9ヶ月としたほうが無難である。1日当たりの投与量は成人の場合は体重あたり5mg（5mg/kg）、小児では10mg/kg、最大で300mgとする。イスコチン®は1錠100mgなので、体重60kg以上で3錠分1、40〜60kgで2錠分1となる。肝障害のモニタリングを要するが、ス

テロイド処方をするような病態では、血液検査は当然するであろう。

骨粗鬆症

　ステロイド処方によって、ほぼ必発とも言える。予防可能性の観点でのグループ分けで🅐としたいところだが、対処行動を取れるという点で🅒に入れた。予防＝未然に防ぐというよりは、ステロイド投与開始によって骨粗鬆症がすぐ起きてしまうため、ほぼ同時に対処が必要だという認識が適切である。以下の記述の底になる文献は、2011年 Weinstein の総説「Glucocorticoid-induced bone disease」（**PMID**: 21732837.）であり、参考にされたい。

　まず「誰に」予防をするかであるが、あるコホートスタディ（**PMID**: 14762652）では、【18〜64歳・プレドニゾン10mg/日・90日の投与】で大腿骨折のリスクは 7 倍、椎体骨折のリスクは17倍になるという。これはステロイド治療の介入としては、やや弱い方であると考えられるので、【　】内の"数字"よりも大きい場合には、ステロイド投与によって骨折リスクは増えるとして骨粗鬆症治療薬の処方を具体的に検討したほうがいいかもしれない。

　次に選択する「薬剤」であるが、それを考える上でビタミンＤとカルシウムの十分な摂取は前提となってしまっている。しかし現実的には、ステロイド骨粗鬆症を予防するだけの、生物学的に有効といえる量のビタミンＤとカルシウムを摂取することは難しい。処方としては、

アスパラCa®（200）6錠分3　毎食後

ワンアルファ®（0.5μ）1錠分1　朝食後

このあたりで「妥協」するしかないと思われる。

骨粗鬆症治療薬の第1選択は、ビスフォスフォネート/bisphosphonate（alendronate／フォサマック®、ボナロン®、risedronate／アクトネル®、ベネット®、zoledronic acid／ゾメタ®、リクラスト®）である。第2選択はteriparatide（フォルテオ®、テリボン®）、第3選択としてdenosumab（プラリア®）がある。

ビスフォスフォネートの副作用である顎骨壊死は、厳密に回避する（0％にする）ことはできないかもしれないが、口腔内衛生などとの関連は言われており、導入前の歯科受診が前提と考えておいたほうが良い。

件の総説では経口ビスフォスフォネートのアドヒアランス不良を理由に、長期ステロイド治療の患者にはゾレドロン酸の年1の点滴を勧めている。本邦ではゾメタ®には保険適用がないので現実的にはリクラスト®の点滴となり、高い薬価（37,254円）と投与2〜3日後以内のインフルエンザ様症状の副反応を除けば、あまりデメリットはないように思える。ただ、そもそも日本人の患者ではそこまで悪いアドヒアランスを個人的には感じないため、経口剤でも十分試して行かれると思われる。

アドヒアランスのことを言うなら、テリパラチドの方が断然問題であると思う。毎日皮下注射するというのは、およそ現実的で

はない。その点はデノスマブ（プラリア®）なら半年に1回の皮下注射ですむ。デノスマブの問題はステロイドによる骨粗鬆症に効くというエビデンスがまだ足りないという点である。ただし、2011年のWeinsteinの総説の後から出てきたエビデンスを含めて検討した2019年の総説（**PMID**: 31045947）では、デノスマブの立ち位置が少し変わっている。ステロイド性の骨粗鬆症において、リセドロネートと非劣性が示されたという研究が2つ出たのだ（**PMID**: 29631782，**PMID**: 30816640）。ただしデノスマブを中止した後、かえって骨代謝が高回転してしまう懸念が理論上ある。デノスマブは骨吸収を強力に減らすが、そのリバウンドがあり得るのだ。今後はデノスマブの「やめ方」が課題と言える。

　一方テリパラチドも、2018年Langdahlらの研究（**PMID**: 30021126）によって、ステロイド使用中の骨粗鬆症でテリパラチド治療中に新規椎体骨折の発生率が統計的有意に減少することを示した。

　以上まとめて私案を述べる。まず、**プレドニゾロン10mg/日以上の投与が3ヶ月以上続く場合**、骨粗鬆症の治療を行う。**経口ビスフォスフォネートで良い**ように思えるが、アドヒアランスが悪い場合はリクラスト®点滴を考慮する。何らかの理由でビスフォスフォネートが使えないときには第2選択であるテリパラチドが良さそうだが、毎日皮下注射という制約がなくならないうちは、デノスマブでということになりそうである。導入しやすいテリパラチド製剤が発売されれば、それが十分選択肢になるであろう。

D 発症予測不可能なもの（＝起きるかどうかもわからない）

- ☐ 敗血症／細菌感染症
- ☐ 椎体圧迫骨折
- ☐ 骨壊死
- ☐ 日和見感染症
- ☐ ステロイド筋症

敗血症／細菌感染症

　少しくくりが広く、テーマも壮大すぎるため絞る。あとで日和見感染症について述べるので、ここでは市中肺炎を考える。2006年とやや古いが、非常に示唆的な論文（**PMID**: 16447241）を紹介する。対象が関節リウマチ（RA）患者の研究ではあるが、RA患者における、プレドニゾンと肺炎による入院との間に用量関連性を見出したもので、低用量ステロイドは安全であるという考えを覆すことになった論文である。私がリウマチ専門医でもあるため、リウマチ関連の文献を持ち出すというバイアスは自覚しているが、それを差し引いてもこの文献は興味深い。

　結果を言うと、1日プレドニゾン量で＜5mg、5-10mg、＞10mgではそれぞれ1.4倍、2.1倍、2.3倍肺炎による入院リスクが増加した。プレドニゾン5mg/日というと少量である印象を持つ諸家が多いであろうが、肺炎による入院リスクを2倍増やすことは無視できない。**5mgでも「多い」**という感覚を持たねばなら

ないだろう。この文献にも記述があるが、RAに関連するこの種のテーマは、生物学的製剤使用による影響などの日和見感染症、RA関連の間質性肺炎や薬剤性肺臓炎、稀あるいは重篤な日和見肺感染症などの話題が多いが、ありふれた市中肺炎による入院を指標にした、少量ステロイドの（しかも細かい用量別の）リスク検討はめずらしいし、日常診療に近く意義深い研究結果である。

　Dixonらは1985年から2003年にかけてカナダのケベック州で65歳以上のRA患者16,207人を対象に分析を行った（**PMID**: 22241902）。この研究では、プレドニゾン5 mgを過去7日間毎日使用した人と、過去3年間毎日5 mgを使用している人の重篤な細菌感染症の調整済みオッズ比は、それぞれ1.03（95％ CI 1.02-1.11）と2.0（95％ CI 1.69-2.26）だった。「低用量」のステロイドであっても"チリも積もれば"的に、用量に応じて段階的に細菌感染症のリスクが増すことがこの研究で示された。

　"非・日和見"感染症でも、ステロイドは少なければ少ないほど良いようだ。

椎体圧迫骨折

　この合併症については、前項の「骨粗鬆症」を参照されたい。ただ、椎体圧迫骨折というのは、その発症リスクが骨粗鬆症の程度と綺麗にリニアではないということである。むしろ、日常検査で査定困難な「骨質」という概念の方が定量的には（＝易骨折性の予測としては）大事らしいが、実臨床ではもう少し"解像度"

を落として考えざるを得ない。骨折に到るかどうかは、骨質が「良い・良くない」の定性的なことによるのかもしれない。

　対策として、1つは、せめて骨粗鬆症にきちんと介入しておくこと、またステロイドの使用を最低限（量・期間）にしておくこと、もう1つは診察室で骨以外のことについて関わっていくことが重要である。骨以外とは、たとえば転倒をしないよう眠気やふらつきを及ぼす投薬を控えるとか、禁煙・禁酒させて骨質を少しでも上げるとか、肢体や体幹の筋力を平素からつけるよう促して転倒を予防する、などである。

骨壊死

　ステロイドによる骨壊死こそ、なんとなく"ステロイド骨粗鬆症の最終形態（あるいは終末像）"という印象を持つかもしれないが、ステロイドによる骨粗鬆症と骨壊死は別の病態であると認識しておく方がいい。ステロイドによる骨壊死（正しくは"グルココルチコイド誘発性骨壊死"であろうが、以下この正式表記はしない）では、高用量かつ長期の治療でそのリスクが高まるが、高用量のステロイドが短期間曝された後や、関節内注射後や、あるいは骨粗鬆症を伴わずに発症することもある（**PMID**: 22169965）。

　ただ、ごく短期間・低用量の治療を受けている患者では、基本的にはまれな合併症であるとしていいだろう。骨壊死の発症リスクが投与量と投与期間に依存することは間違いない一方で、骨壊死の発症しやすさには明らかに個人差がある（**PMID**: 20621176）。

骨壊死のリスクを個別に見極め、ステロイド開始時に患者に説明し、ステロイド開始後は早期発見に努めることが重要である、とまとめられている総説が多い。

骨壊死の病態生理の中でも特にステロイドが誘発する骨壊死は、グルココルチコイドが多系統の経路に複数の影響を及ぼすため、解決・解明をいっそう困難にしている。そうした「経路」には、骨芽細胞の分化、骨芽細胞および破骨細胞のアポトーシス、脂質代謝系、凝固系、カルシウム代謝などが含まれる。さらにこれらの経路は相互に関連していることが多く、そのことが病態の理解をより困難にしている。

Powellらの総説（**PMID**: 21161435）では、やや古い理論ながら、いわゆる"マルチヒット仮説（Multi-hit Hypothesis）"を紹介して説明している。これはKenzoraが1980年代に提唱した概念で、累積のストレスが骨壊死の病態形成に関与するという仮説である。6,000人の患者が頭部外傷後に大量のステロイドを投与されたが骨壊死は一度も発生しなかった一方で、全身疾患を併発している患者、特に「免疫複合体」が関与している患者では、ステロイド誘発性の骨壊死が劇的に増加したという結果から導かれた。この仮説では、ステロイドそのものだけが骨壊死発症の要因になったのではなく、ステロイド投与前にすでに骨壊死を導きやすい要因が揃っていて、ステロイド投与が"最後の一撃"になったとする理論である。この総説（**PMID**: 21161435）には、"last straw that broke the camel's back"という、「限界ギリギリまで荷物が積まれ

たラクダは、最後にわらをたった１本乗せられただけで、その背中が折れてしまった」という意味の諺が引用されて説明されていた。

　少し脱線したが、つまりステロイド性の骨壊死の対策においては「これをやればok」という単純解がないということは覚えておくべきだろう。リスク管理は単純化したいのが臨床家の本音だが、どうやらこればかりはそうはいかないようだ。過去のステロイド投与歴、アルコール多飲、喫煙、全身性エリテマトーデス、臓器移植後、凝固異常などの背景で警戒し、個人的には、ステロイドを多く投与した時の状況が、〈全身疾患・膠原病・重症〉などである場合に気を付けるべきだと考えている。

日和見感染症

　日和見感染症を意識するようなステロイドの使い方をする疾患を扱う医師に対しては、あまりここで述べることはないかもしれない。血液腫瘍や膠原病、自己免疫病態を扱う領域の診療科以外では、あまり日和見感染はピンとこないかもしれない。

　ステロイド使用に関連した感染症についての総説（"Infection Risk and Safety of Corticosteroid Use"）（**PMID**: 26611557）には、個別の見出しとして、ニューモシスティス肺炎・帯状疱疹・糞線虫症・結核、疾患として挙がっている。話が逸れるようだが、この総説の前半では少量ステロイドでも感染リスクが上がることについてしっかりと文献考察がなされているので、細菌感染症（78

頁）の項で述べたことと重複する。ちなみにAIDS患者を対象にした研究（**PMID**: 16518896）では、ステロイドの使用のみがCMV網膜炎発症の予測因子であった（OR 6.41）という結果であり、様々な背景や文脈でステロイドは感染症のリスクを上げる。

サイトメガロウイルス

免疫抑制下でのサイトメガロウイルス（CMV）の再活性化による感染症は、時に死に至る原因となるが、体感的にこれをどこまで警戒すればいいのだろうか。

Morishitaらは、2006年から2016年に岡山大学病院で寛解導入療法を受けたANCA関連血管炎患者をレトロスペクティブに解析した（**PMID**: 31291263）。主要アウトカムは、3ヶ月以内のCMV感染症の発症としたところ、111名の患者のうち、13名（11.7％）の患者がCMV感染症を発症。重症であること（OR 9.68、95％CI 1.92-60.23）、疾患が多発血管炎性肉芽腫症であること（OR 7.46、95％CI 1.46-47.60）が独立した危険因子であった。また、年齢やCRP値などもCMV感染非発症群と比べて有意に高く、CMV感染の危険因子として、疾患の重症度と特定の病型（多発血管炎性肉芽腫症）、あるいは高齢でCRPが高いなどの要素が相まって、つまりは疾患の管理が難しい場合に発症リスクが上がる（しかも必ず発症するわけではない）。

炎症性腸疾患を対象にした研究（**PMID**: 17940835）でも、高齢・重症のステロイド抵抗性の潰瘍性大腸炎患者で（やっと）

CMV感染症発症リスクが示唆されたとの結論であり、CMVが再活性化するというのはよっぽどのことであると言えよう。

Takizawaらの研究（**PMID**: 18577548）は、日本国内に入院中のリウマチ性疾患患者7,377名を調査し、151名がCMV感染症と診断されたとあり、これは約2％である。統計分析では、ステロイドパルスや免疫抑制剤を用いて強力な免疫抑制療法を受けていることや高齢などがリスク因子だった。

これらから、特に一般化できる何かがあるわけではないだろうが、CMVの再活性化はやはり、相当の免疫抑制下で生じることが示唆される。**重症な病態に対して強い治療**（高用量ステロイドや免疫抑制薬の併用など）**をしている場合**で、**特に高齢であるとき**に意識すべきだろう。逆に言えば、重篤ではなく軽症で、高齢ではない患者に抗炎症目的の短期投与でというなら、CMVをひりひりと現実感をもって警戒しなくても良さそうである。

私個人は、強く免疫抑制薬をかけているなと思ったケースで、次のような臨床症候があったらCMV抗原血症（アンチゲネミア）を測定し、上昇をみたら先制治療を検討するようにしている。なお、ステロイド治療レベルの免疫抑制で、抗ウイルス薬を定時的に飲ませて予防するということはしていない。

- 薬剤や原病由来では説明のつかないトランスアミナーゼ上昇
- 薬剤や原病由来では説明のつかない血小板減少

- 薬剤や原病由来では説明のつかない下痢や下血

- 薬剤や原病由来では説明のつかない肺炎

帯状疱疹

帯状疱疹のリスクは加齢をはじめ、悪性疾患、HIV、糖尿病、リウマチ性疾患などで高いことはよく知られている。ステロイドでリスクがあることは、実臨床ではわかることであるが、証明するには「その疾患をもつこと」という因子と「疾患をもち、ステロイドを使用した」という因子を比べる必要がある。

リウマチ患者はそうでない患者よりも帯状疱疹発症のリスクが高いが、全身コルチコステロイド使用によってそのリスクは1.72倍になるという研究（**PMID**: 23281295）がある。また、ある研究（**PMID**: 17003175）の中で、リウマチ患者における帯状疱疹発症について、ステロイド使用でリスク増となる（1.5倍）ことはさておき、プレドニゾン 1 日 5 mg未満の投与量と 5 mg以上の投与量の間に差はなかったことは興味深い。さらにドイツの研究の（**PMID**: 19224750）中で、プレドニゾン 1 日10mg以上の投与は帯状疱疹のリスクを増加させた（調整ハザード比2.52［95％ CI 1.12-5.65］）が、1 日 1 ～ 9 mgの低用量ではリスクの増加は認められなかった。

帯状疱疹に関しては、ステロイドを使う使わないでまず差がある。しかし少量の範囲では細かい用量ごとのリスクの差はないのかもしれない。ちなみにRA患者を引き合いに出すのは、ステロ

イドを使用する有力な疾患であるからであるが、COPD患者でも帯状疱疹のリスクが増加するという研究はある（**PMID: 26611557**）。（ステロイド不使用の）COPDという疾患を持っているということでまず1.67倍のリスク増、吸入ステロイド使用で2.09倍、経口ステロイド使用で3.00倍の発症リスクとなり、**ステロイドで明らかに帯状疱疹発症リスクは上乗せされる**（信頼区間は省略した）。

ステロイド筋症

　この病態は、そのメカニズムが確たる形でまとまっておらず、対策が難しい。ステロイド筋症は特に女性、高齢者、担癌患者などに多く、高用量ステロイド投与1〜3ヶ月後に緩徐に発症するのが普通である。

　海外の総説論文を読んでみると、この病態（症候）について何か見出せるものがあるかと思えば、（私の読解力の問題もあろうが）ポイントが絞りにくい・掴みにくいという印象を持ってしまう。ただその本質的理由は、要するに「まだ諸説ある」というところで止まってしまっているからのようだった。

　そこで国内の日本語総説（江里他2016．田中他2018）を読んでようやくその一端が理解できる。ステロイド筋症は骨格筋量の減少が主病態であるとされ、そうであればつまり骨格筋の筋量の調節機構というものが存在するはずである。そしてその調節は、近年の研究により、筋タンパクの合成と分解のバランスによって規

定されていることがわかっている。このとき、「分解」はグルココルチコイド受容体（GR）を介した作用の結果であり、そのメカニズムは複雑であるが、結局はタンパク質の合成を抑制に向かわせる遺伝子を発現させる様々なプログラムが発動していく。その一方で「合成」のほうは"１つ"の経路しかなく、インスリン／IGF（insulin-like growth factor）-1を介して最終的にセリン・スレオニンキナーゼであるmTOR（mammalian target of rapamycin）を活性化する経路だけしかないらしい。このmTORは重要なので覚えておく。mTORが活性化されるとタンパク合成が上がり、同時にGRの機能をブロックする。つまり、GRとmTORは互いに足を引っ張り合う関係になっている。ステロイド筋症では、GRの働きが断然優勢となってしまい、筋タンパクの合成が過剰に制御され、分解に傾いて筋量低下に至る。

　筋タンパク「分解」の経路が複数・複雑にあるのに「合成」の経路が単純であるのは、血糖を上げる内分泌機構は複数あるのに血糖を下げるのはインスリンしかない、という関係性に似ている。おそらく、骨格筋は生体がピンチのときにエネルギー源として有力だった可能性がある（＝その仕組みがある個体が生存に有利だった）。飢餓状態でステロイドが分泌され、骨格筋で筋タンパクを積極分解することでエネルギーを得て（生存して）いたという解釈ができる。ただしいざ食べ物を食べると、mTORが活性化して（GRは抑制されて）筋タンパクの分解は抑制され、一転合成に向かい、結果として筋萎縮のプロセスがcutされる。そこで現在で

は、ステロイド筋症の本態は「元来バランスをとって精緻に制御されている骨格筋タンパク量制御系のGR過剰活性化による破綻」と説明されている。この「分解」の機構を遺伝子の制御によってきめ細やかにしっかり備えているということが大変興味深い。ヒトは実に、生きようとするために筋肉を分解しているのだ。

ただ筋肉萎縮は、ステロイドで治療された身体には非常に厄介な話となる。これを治療する手立てはまだ確立されていないが、BCAAの大量補充療法が注目されている。BCAAとは、バリン・ロイシン・イソロイシンの総称でいわゆる分枝鎖アミノ酸である。BCAAはタンパク質合成のカギ分子のmTORを活性化するという理論から考え出された治療法で、mTOR活性化療法とも言う。Yoshikawaらは、骨格筋量の回復を加速させる可能性があることを示す成績を得ている（**PMID**: 27678151）。Izumiらの2例の報告（**PMID**: 24533547）でも、難治性多発性筋炎の治療中に合併したと思われるステロイド筋症に対して、分岐鎖アミノ酸（BCAA）による栄養補給とリハビリテーションを実施。これらの治療により、最終的に筋力低下と日常生活動作が改善され、2名とも回復して退院したという報告である。

利用しやすいBCAA製剤や食品について**表2**にまとめた。

表2　利用しやすいBCAA製剤と食品

☐　BCAA顆粒製剤「リーバクト®配合顆粒
☐　BCAA高用量配合肝不全用経腸栄養剤「アミノレバン®EN配合散」「ヘパンED®配合内用剤」
☐　BCAA高用量アミノ酸輸液「アミノレバン®点滴静注」「モリヘパミン®点滴静注」
☐　濃厚流動食品「メディミルロイシンプラス®」
☐　栄養補助食品「アバンド®」
☐　肝疾患用の栄養剤「ヘパス®」

　ステロイド筋症は1つの症候名であって"診断"基準やマネジメントガイドラインなどは出ていないが、エビデンスが集積され、臨床でどう対応するか見えてくれば**D. 発症予測不可能なもの（＝起きるかどうかもわからない）**のグループから外れ、対処できるもの（**A**）として整理され直すかもしれない。

時系列でとらえるステロイド副作用

　プレドニゾロン換算での1日当たりの用量別に、次の3つのゾーンにわけておく。これは基本的には処方時の用量（初期量）をなんとなく想定している。

1 少量／-10mg
2 中等量／10-30mg
3 高用量／40-60mg

そしてこれらの用量ごとに、次の5つの時系列別に分けて副作用について述べる。

```
数日
2〜3週間
1ヶ月
2〜3ヶ月
数年
```

1 少量／-10mg

少量で開始するような臨床プラクティスは、ほぼ外来での診療だろう。外来で開始するような用量の場合、投与期間が連日で長期に及ぶ場合に副作用を気にかける。長期投与になるなら、いくら少量でも影響が出る（＝副作用が無視できない）と考えておく。

少量で数日

少量ステロイドを開始して、数日程度で出現する副作用は何かと言われたら、思いつくこと自体が難しい。ステロイドによる生体の反応は起こるかもしれないが、「嫌な副作用」が起きるかと聞かれたら、私なら特に心配するようなことは生じませんと伝えるだろう。

少量で2〜3週間

少量でも、高齢者で耐糖能異常／糖尿病があれば、2週間も投

与すれば血糖の平均値は上がるかもしれない。程度に応じて警戒
する。

【処方例】次のような処方から適宜行う。
- シュアポスト® 0.25mgあるいは0.5mg 1錠分1　夕食直前
- ベイスン® 0.2mgあるいは0.3mg 2錠分2　昼・夕食直前
- ジャヌビア® 25mg 1錠分1　朝食後

少量で1ヶ月

　血糖、血圧、コレステロールが少しずつ上がっていくことを警
戒する。また、プレドニゾロン10mgと5mgでは印象がやや違う
が、副腎抑制（肥満、多毛、痤瘡、無月経／生理不順）や創傷治
癒遅延が見られてくる時期でもある。NSAID使用があれば消化性
潰瘍も注意する。

【処方例】次のような処方から適宜行う。
- カルブロック® 8mg 1錠分1　朝食後
- リピトール® 5mg 1錠分1　夕食後
- ジャヌビア® 25mg 1錠分1　朝食後
- タケプロンOD® 15mg 1錠分1　夕食後

少量で2〜3ヶ月

少量でも、血糖、血圧、コレステロールのさらなる悪化のほか、

皮膚萎縮やムーンフェイスが見られてくるかもしれない。細菌性肺炎の統計上のリスクは上昇する。歯科受診を促し口腔ケアを励行する。筋萎縮などを予防するため運動をさせる（歩行、つま先立ち・上げ、など）。3ヶ月を超えるなら、少量でも骨粗鬆症の薬の処方を検討する（リスクを確認）。また眼科受診で眼圧をチェックする。

【処方例】次のような処方から適宜行う。
- カルブロック® 16mg 1錠分1　朝食後
- リピトール® 10mg 1錠分1　夕食後
- ジャヌビア® 50mg 1錠分1　朝食後
- シュアポスト® 0.5mg 1錠分1　夕食直前
- アスパラCa®（200）6錠分3　毎食後
- ワンアルファ®（0.5μ）1錠分1　朝食後

少量で数年

　骨粗鬆症、緑内障、白内障に注意する。眼科受診を忘れないようにする。血糖、血圧、コレステロールの観察も行う。また、**少しでも（1mgでも）減量できないか検討し続ける**ことが重要である。

【処方例】骨粗鬆症の場合
- アスパラCa®（200）6錠分3　毎食後

- ワンアルファ®（0.5μ）1 錠分 1　朝食後
- アクトネル® 75mg 1 錠分 1　起床時　月に 1 回

2 中等量／10-30mg

　中等量を初期量にしてステロイドを開始したときの状況を考える。中等量で始めるときは、基本にしっかりかえりたい。この量のままずっと続けるということはないはずだから、トータルの投与期間がどれくらいになるか最初に見定めることが重要である。また、骨粗鬆症については「骨密度がどうこう」ではなく、この量を服用し始める時点をもって骨粗鬆症の"onset"とみなしても大袈裟ではないかもしれない。ただし、病態的に緊急性があるなら、たとえばビスフォスフォネート処方の確認の歯科受診のためにわざわざステロイド開始を待つ必要はないと思われる。

　また、大まかな理解として **1 少量／ -10mg** で述べた副作用情報が、この **2** では程度や頻度が用量依存性に「上乗せ」してくると考えておく。

中等量で数日

　20-30mg/日くらいの用量なら、不眠は開始当日の夜からあり得る。食欲亢進も起こり得る。患者によっては、数日以内に血圧や血糖の上昇、電解質異常（低カリウム、高ナトリウム）、体液貯留、凝固障害（過凝固）などもあり得る。特に腎機能障害、高齢、心不全、ネフローゼの患者などで警戒する。具体的な対策という

より、油断しないことが大切である。10-15mg/日くらいで済めば、これらはよりmildにとどまるだろう。また、若年者やリスクのない患者では何も起きないことが多い。

　また、まだ処方の必要性はないが、中等量以上を使い、かつ投与終了まで1ヶ月以上要することが予定される場合には、「PcP予防」「潜在結核治療」を考えるボーダーラインと考える。

【処方例】次のような処方から適宜行う。
- カルブロック® 16mg 1錠分1朝食後
- ジャヌビア® 25mg 1錠分1朝食後
- マイスリー® 5mg 1錠分1眠前

中等量で2〜3週間

　20-30mg/日くらいの用量のまま2〜3週間続くような治療をしている場合には、副作用には（起こるものとして）十分警戒する必要がある。また、そのような使い方をする治療なら、不眠や電解質作用は（全員ではないものの）起きやすく、警戒する。適宜、睡眠薬を処方し、血液検査をフォローする。また、代謝への影響はほぼ必発としていいだろう。血圧、血糖、コレステロールへの対処をする（あるいは準備をする）。ハイリスク患者への消化性潰瘍予防を行う。

　またこのペースでの使用だと、このあと副腎抑制（ムーンフェイスなどのCushing徴候）、免疫不全・易感染性のフェーズに入っ

てくるため、まだ具体的対策をしないまでも、警戒・準備・説明
をしておく。

PcP予防

【処方例】次のような処方から適宜行う。

- バクタ® 1錠分1　朝食後　連日
- バクタ® 2錠分1　朝食後　週2日（月曜日・木曜日）
  （高齢・腎機能に不安があれば1回1錠）
- バクタ® 1錠分1　朝食後　週3日（月・水・金曜日）

潜在結核

【処方例】

- イスコチン®（100）2錠分1　朝食後

中等量で1ヶ月

　中等量を1ヶ月も投与されれば、副腎抑制・易感染性は必発で
あろう。また1ヶ月の時点で中等量を服用しているということは、
このあと急に中止されることはないはず（離脱が起こる）で、PcP
予防については「必須」という様相を帯びてくる。

　代謝の異常については、LDLコレステロールの上昇はこの時期
以降ほぼ必発、血圧上昇は多くの人で見られ、耐糖能異常の体質
がある人では血糖上昇（HbA1c↑）が、具体的に処方を考えるレ
ベルで見られ始める。

他に下腿の浮腫、食欲亢進による体重増加、睡眠障害などが出現して固定化する患者も出てくる。ただいずれも一時的なものであり、減量をすればゆっくり改善していくことを伝える。もし眼科検診をしていなかったら、眼科受診を依頼する。

中等量で2～3ヶ月

投与1ヶ月で述べたことや、**1少量/-10mg**の投与2～3ヶ月で述べたことの内容が、より重度に出てくる。その分対策も重くする。

「中等量で2～3ヶ月間」というのは現実的にほぼなく、高用量で始めたステロイドをゆっくり減量して2ヶ月後にまだ中等量、という様相だと思われる。

「もしも」の話で、中等量のままずっと2～3ヶ月服用させているのだとしたら、どういう事情かはわからないが、減量をすることが何よりの副作用対策である（脳腫瘍のエンドステージで緩和ケアをしている患者でそのような治療を見たことがある）。

中等量で始めた時は特に、骨壊死については折に触れ頭に置いておく。膝や股関節、肩などの「荷重時の関節の痛み」の訴えに"耳を貸す"ことが重要である。早期発見の観点ではMRIの感度を利用することが多い。

3 高用量／40-60mg

高用量を初期量としてステロイドを開始したときの状況を考え

る。本来ここで述べることではないが、この状況は臨床では大きく2つに分かれる。

1つは抗炎症作用を期待して、短期間あるいは2〜3週間以内に漸減中止する治療である。この時は、**2 中等量／10-30mg** の投与数日のところで述べた内容に準拠する。

もう1つは、膠原病などの活動性の自己免疫性全身疾患（に由来する臓器障害）を制御するために、十分な期間の免疫抑制をかけたい場合である。すなわち、減量を進めていくとしても高用量あるいは中等量以上の用量で、1ヶ月以上は投与が継続されるような状況である。これはある意味例外的なことであり、リウマチ医では膠原病、腎臓内科医では腎炎、呼吸器内科医では間質性肺炎、といった病態がそれに相当する。炎症性腸疾患でも、きょうびここまでの高用量を1ヶ月以上引っ張ることがあるだろうか。それはさておき1ヶ月以上投与が続くやり方では、大まかな理解として **2 中等量／10-30mg** で述べた副作用情報が用量依存性に程度や頻度が「上乗せ」してくると考えておく。

高用量で数日

不眠は開始当日の夜からあり得る。食欲亢進も起こり得る。患者によっては、数日以内に血圧や血糖の上昇、電解質異常（低カリウム、高ナトリウム）、体液貯留、凝固障害（過凝固）などがより早期から起こり得る。**2 中等量／10-30mg** の時よりも警戒し、対処を早める。眼圧上昇への注意（眼科受診）も、早めに検討し

ておく。

また、1ヶ月以上におよぶ計画の時（免疫抑制をかける時）には、**Ｃ予防可能なもの**（グループＣ）に入るもの（PcP、結核、骨粗鬆症）については対策を行うことになるので、その説明を始めておく。活性型ビタミンＤやカルシウム製剤などは既に開始していても良いだろう。ビスフォスフォネートを開始できる口腔状態であるかを歯科医と協議する。

消化性潰瘍の予防については、ルーティンでの制酸薬処方は行わないようにしている（61頁参照）。

高用量で2～3週間

このまま高用量投与を続けるならば、**２中等量／10-30mg**の投与1ヶ月のところで述べたことが、既にこの時点で起きてしまうイメージである。一方、2～3週間でステロイドを漸減・中止まで持っていくような計画の場合は、もうこのあとは副作用のことはあまり考えなくて良いだろう。「ステロイドをやめる」のだから。

この時期は、前項「投与数日」で述べた内容を、具体的に実行していくフェーズであると思われる。ただしそうのんびりもしていられない。これ以降は、ステロイドのほぼすべての副作用に注意を向けていく必要があるからだ。

　これ以降は、かなりの副腎抑制・Cushing症状を覚悟し、完全に易感染性宿主となったことを認識、各種代謝異常は中等度以上に生じる。特にもともと糖尿病がある・耐糖能異常がある患者で、この時点までもし無策でいれば高血糖という"火だるま"状態になっていることだろう。インスリン使用が不可避である。

　心構えとしては、この章で記述した内容すべてを総動員するイメージである。

予防薬・対策薬のデメリット

　ステロイド予防。これを言うとき、予防している自分自身を意識してはいないだろうか。ある種の自己愛とともに、である。予防というのは響きがいいが、この予防行為が患者に悪影響を及ぼしているという可能性については存外理解されていない。予防すべきは患者であって、自分自身ではない。

　ここでは、あえて「予防のデメリット」を強調した解説を行う。

プロトンポンプインヒビター (PPI)

　頻用される**PPIにも副作用がある**。添付文書を今すぐ見直して音読すべきである。

　まずは**下痢**である。下痢の頻度は3.7％というデータがある（**PMID**: 12512247）。PPI安全神話を信じすぎていると、このよう

な頻度の高い副作用ですら気づけない。

　個人的に特筆したいのは**血小板減少**である。やや常識的な知識かと思っていたが、文献（**PMID**: 25207666）にもあるようにそう多くはない副作用として記述されている。ただ、Pub-Medで"PPI thrombocytopenia"と検索すると、複数の文献がhitするし、添付文書にも記載はある。投与直後（**PMID**: 24512269）でも、長期使用（**PMID**: 23927671）でもPPIでは血小板減少がみられ得る。

　ただ私としては、文献以上に実臨床でPPIによる血小板減少に遭遇することが多い。膠原病などの患者を診ているというバイアスかもしれない。しかしステロイド治療をすることが多い側としては、そもそも本書はステロイドの本であり、むしろそうしたバイアスを逆手にとればこの実感こそ伝えたいところである。消化器外来などで、逆流性食道炎の患者に湯水のようにPPIを処方されている先生の言う「PPIで血小板減少なんて聞いたことがない」というのが、そのほうがむしろ"生存者バイアス"かもしれないという視点を、あえてここに提示しておく。

　次に**皮疹**である（**PMID**: 32122452）。個人的には、ヘリコバクターピロリ除菌をした際に疑うことが多いが（まあアモキシシリンのせいかもしれないが）、普通の用途でも経験する。しかも、別のPPIに変更すると皮疹が出なくなるということも多い。

　最後に**間質性腎炎**を挙げておく。PPI使用者は間質性腎炎の頻度がやや多いことは以前から知られている（**PMID**: 26389094）。PPIは腎臓に影響はなく安全だという認識は改めた方がいい

（**PMID**: 31606235）かもしれない。

ST合剤

　ステロイドを始めるというだけで、ST合剤（バクタ®）を何の躊躇なく「予防」として処方する医師へ。バクタ®にも副作用があるので確認して欲しい（**PMID**: 12588198）。

　まず**皮疹**であるが、これは臨床医にとってやや常識の範疇である。PcP（ニューモシスチス肺炎）に対する予防量くらい低用量であればかなりそのリスクは低減されるが、それでもあり得る。皮疹が出てくるのは、PcPの予防量くらいであれば、**1週間以上は経った後**である。また、軽い皮疹や痒みだけのことがあるが、その場合は減量したり間隔をあけたりすることで忍容できることも多い。I型アレルギーのようにみなして、「禁忌」とする必要はない。ただし服用して30分～数時間というような時間単位で出現した場合には、原則再投与は避ける。

　クレアチニンが上昇する（**PMID**: 12588198）ことについても念のため触れておく。ST合剤の「T」であるトリメトプリムは尿細管におけるクレアチニンの分泌を減少させることが知られている。これにより軽く血清クレアチニンが上昇するが、糸球体ろ過率は実際には低下しておらず、真の腎障害ではないという基礎知識はまず押さえておく。また、クレアチニンの上昇は軽度（約10%）であり、直接的な腎毒性を伴うことは稀という理解で良い。

　低血糖、これはST合剤の薬剤性低血糖という意味であるがこれ

も認識すべき副作用である（**PMID**: 21989472）。

また、**低ナトリウム血症や高カリウム血症**なども、頻度が高いという扱いではないが知っておいて良い副作用である（**PMID**: 21989472）。

ビスフォスフォネート

ビスフォスフォネート（Bis）も、ステロイドと言えば！と頻用されるが、副作用がある（**PMID**: 19570737）。上部消化症状（食道潰瘍が有名だが一例しかみたことがない）、急性炎症、低カルシウム血症／二次性副甲状腺機能亢進症、筋骨格系の疼痛、そして顎骨壊死である。

急性炎症は、頻度は少ないがあり得る副作用である（**PMID**: 18045781）。特に、Bis初回投与（切り替え時を含む）・静脈内投与時に多いとされ、ただし72時間以内には収まることが多い。症状は「インフルエンザ様症状」と漠然としており、感染症と間違えられることは多い。

長期使用があり得る薬剤であるため、**腎毒性**についても触れておく（**PMID**: 18685574）。そう言っておいていきなりだが、Bisには重大な腎毒性はない。ただその性質は知っておく必要がある。腎毒性は用量と静注速度の因子に依存しているとされる。治療前の血清クレアチニン確認、腎不全時の一時的な治療中止、慢性腎臓病の既往がある患者への投与量の調整などの当たり前を守れば回避できる。イバンドロン酸（ボンビバ®）は、ベースラインの

腎機能に異常がある患者でも安全に使用できるらしい。

　あとは**ビスフォスフォネート関連顎骨壊死（BRONJ）**について
は触れざるを得ない。BRONJへの対策は、文献検索では、最大公
約数を求めると「導入前に歯科受診」ということになるが、示唆
的な論文（**PMID**: 22595135）をここでは紹介する。

　北カリフォルニアのカイザー・パーマネンテ（Kaiser Permanente）
は、約320万人の会員にケアを提供しているヘルケアメンテナン
スのための巨大組織で、すべての入院、外来、検査、放射線核医
学、処方記録などをデータベース化しているという。ここで、
2004年1月から2011年1月までに顎・顔面外科および耳鼻咽喉科
で治療を受けた30名の口腔のBRONJ患者が同定された。診断時
の年齢中央値は77歳で、87％が女性、60％が白人、27％がアジア
人であった。Bisによる治療期間の中央値は4.4年で、9人の患者
がBis歴2年未満だった。30人中17人（56.7％）に併存疾患があり、
内訳は糖尿病、全身性炎症性疾患（関節リウマチ、サルコイドー
シス、シェーグレン症候群など）、そして骨髄異形成症候群であっ
た。論文筆者らの結びとして、長期間Bisを投与されていて、抜
歯などの侵襲的な歯科治療を必要とする患者においては、**併存す
る危険因子（糖尿病など）を評価し管理することが重要**だとした。

　この論文でまず印象的なのは、率直に言ってBRONJは稀な病
態だと思った。が、発症してしまうと非常に治療が難しい。ここ
にマネジメント決定の困難さがある。結局は似たような意見にな
るが、Bis導入前には歯科受診をさせて治療を行わせ、現疾患も良

くするということが重要そうである。「高齢＋女性」という背景にも、注意したいと思った。

Bis と妊娠

　オーストラレーシア（オーストラリア大陸・ニュージーランド北島・ニュージーランド南島・ニューギニア島およびその近海の諸島を包括する地域区分）の小児内分泌グループ（APEG）の骨ミネラルワーキンググループが出したポジションペーパー（**PMID**：29504223）によれば、妊娠中はBisの投与は避けるべきとしている。さらに、Bis投与後（＝Bisの最終投与から）12ヵ月間は妊娠を避けるべきとし、初潮後の女性はBis投与前に妊娠検査を受けるべきであるという推奨としている。これは、Bisには胎盤を通過する能力があり胎児の骨格の発達を妨げる可能性があるためで、動物モデルにおける、Bisの潜在的かつ理論上の催奇形性の懸念からこの記述としているようである。Bisを妊娠前に使用した数少ない報告では胎児への有意な影響は認められていないとの記述もあった。ガイドライン上の位置づけとしては、これらの記述の根拠として「非常に根拠が乏しいか質の低い研究」としつつも、「強くそれを推奨する」としている。要するに、**妊娠があり得る女性にはBisはやめておいた方がいい**となっている。

文献

血糖

Wallace MD, Metzger NL. Optimizing the Treatment of Steroid-Induced Hyperglycemia. Ann Pharmacother. 2018 Jan；52（1）：86-90. PMID：28836444

Hwang JL, Weiss RE. Steroid-induced diabetes：a clinical and molecular approach to understanding and treatment. Diabetes Metab Res Rev. 2014 Feb；30（2）：96-102. PMID：24123849

Roberts A, et al；Joint British Diabetes Societies（JBDS）for Inpatient Care. Management of hyperglycaemia and steroid（glucocorticoid）therapy：a guideline from the Joint British Diabetes Societies（JBDS）for Inpatient Care group. Diabet Med. 2018 Aug；35（8）：1011-1017. PMID：30152586

潰瘍

Narum S, et al. Corticosteroids and risk of gastrointestinal bleeding：a systematic review and meta-analysis. BMJ Open. 2014 May 15；4（5）：e004587. PMID：24833682

Caplan A, et al. Prevention and management of glucocorticoid-induced side effects：A comprehensive review：Gastrointestinal and endocrinologic side effects. J Am Acad Dermatol. 2017 Jan；76（1）：11-16. PMID：27986133

眼圧

Roberti G, et al. Steroid-induced glaucoma：Epidemiology, pathophysiology, and clinical management. Surv Ophthalmol. 2020 Jul-Aug；65（4）：458-472. PMID：32057761

ナトリウム貯留

心臓

Fardet L, Fève B. Systemic glucocorticoid therapy：a review of its metabolic and cardiovascular adverse events. Drugs. 2014 Oct；74（15）：1731-45. PMID：25204470

血圧

Goodwin JE, Geller DS. Glucocorticoid-induced hypertension. Pediatr Nephrol. 2012 Jul；27（7）：1059-66. PMID：21744056

Rice JB, et al. Long-term Systemic Corticosteroid Exposure：A Systematic Literature Review. Clin Ther. 2017 Nov；39（11）：2216-2229. PMID：29055500

睡眠

Caplan A, et al. Prevention and management of glucocorticoid-induced side effects：A comprehensive review：Ocular, cardiovascular, muscular, and psychiatric side effects and issues unique to pediatric patients. J Am Acad Dermatol. 2017 Feb；76（2）：201-207. PMID：28088991

Pcp

Okafor PN, et al. Pneumocystis jiroveci pneumonia in inflammatory bowel disease：when should prophylaxis be considered？ Inflamm Bowel Dis. 2013 Jul；19（8）：1764-1771. PMID：23615530

Cooley L, et al. Consensus guidelines for diagnosis, prophylaxis and management of Pneumocystis jirovecii pneumonia in patients with haematological and solid malignancies, 2014. Intern Med J. 2014 Dec；44（12b）：1350-1363. PMID：25482745.

Cettomai D, et al. A survey of rheumatologists' practice for prescribing pneumocystis prophylaxis. J Rheumatol. 2010 Apr；37（4）：792-799. PMID：20194450.

Schmajuk G, Jafri K, Evans M, Shiboski S, Gianfrancesco M, Izadi Z, Patterson SL, Aggarwal I, et al. Pneumocystis jirovecii pneumonia（PJP）prophylaxis patterns among patients with rheumatic diseases receiving high-risk immunosuppressant drugs. Semin Arthritis Rheum. 2019 Jun；48（6）：1087-1092. PMID：30449650；PMCID：PMC6499720.

Ben-Ami R, et al；Israeli Candidemia Study Group. Antibiotic exposure as a risk factor for fluconazole-resistant Candida bloodstream infection. Antimicrob Agents Chemother. 2012 May；56（5）：2518-2523. PMID：22314534；PMCID：PMC3346668.

結核

日本結核病学会予防委員会・治療委員会. 潜在性結核感染症治療指針. 結核 88（5），p497-512, 2013.

骨粗鬆症

Weinstein RS. Clinical practice. Glucocorticoid-induced bone disease. N Engl J Med.

2011 Jul 7 ; 365（1）: 62-70. PMID : 21732837.

Steinbuch M, et al. Oral glucocorticoid use is associated with an increased risk of fracture. Osteoporos Int. 2004 Apr ; 15（4）: 323-328. PMID : 14762652.

Adami G, Saag KG. Glucocorticoid-induced osteoporosis update. Curr Opin Rheumatol. 2019 Jul ; 31（4）: 388-393. PMID : 31045947.

Saag KG, et al. Denosumab versus risedronate in glucocorticoid-induced osteoporosis : a multicentre, randomised, double-blind, active-controlled, double-dummy, non-inferiority study. Lancet Diabetes Endocrinol. 2018 Jun ; 6（6）: 445-454. PMID : 29631782.

Saag KG, et al. Denosumab Versus Risedronate in Glucocorticoid-Induced Osteoporosis : Final Results of a Twenty-Four-Month Randomized, Double-Blind, Double-Dummy Trial. Arthritis Rheumatol. 2019 Jul ; 71（7）: 1174-1184. PMID : 30816640 ; PMCID : PMC6619388.

Langdahl BL, et al. Real-world effectiveness of teriparatide on fracture reduction in patients with osteoporosis and comorbidities or risk factors for fractures : Integrated analysis of 4 prospective observational studies. Bone. 2018 Nov ; 116 : 58-66. PMID : 30021126.

敗血症／細菌感染症

Wolfe F, et al. Treatment for rheumatoid arthritis and the risk of hospitalization for pneumonia : associations with prednisone, disease-modifying antirheumatic drugs, and anti-tumor necrosis factor therapy. Arthritis Rheum. 2006 Feb ; 54（2）: 628-634. PMID : 16447241.

Dixon WG, et al. Immediate and delayed impact of oral glucocorticoid therapy on risk of serious infection in older patients with rheumatoid arthritis : a nested case-control analysis. Ann Rheum Dis. 2012 Jul ; 71（7）: 1128-1133. PMID : 22241902 ; PMCID : PMC3375584.

骨壊死

Weinstein RS. Glucocorticoid-induced osteonecrosis. Endocrine. 2012 Apr ; 41（2）: 183-190. PMID : 22169965 ; PMCID : PMC3712793.

Powell C, et al Steroid induced osteonecrosis : An analysis of steroid dosing risk. Autoimmun Rev. 2010 Sep ; 9（11）: 721-743. doi : 10.1016/j.autrev.2010.06.007. Epub 2010 Jul 9. PMID : 20621176 ; PMCID : PMC7105235.

Powell C, et al. Current concepts on the pathogenesis and natural history of steroid-induced osteonecrosis. Clin Rev Allergy Immunol. 2011 Aug ; 41（1）: 102-113. PMID : 21161435.

日和見感染

Youssef J, et al. Infection Risk and Safety of Corticosteroid Use. Rheum Dis Clin North Am. 2016 Feb；42（1）：157-176, ix-x. PMID：26611557；PMCID：PMC4751577.

Hodge WG, et al. Iatrogenic risk factors for cytomegalovirus retinitis. Can J Ophthalmol. 2005 Dec；40（6）：701-710. PMID：16518896.

CMV

Morishita M, et al. Risk factors for cytomegalovirus infection in patients with antineutrophil cytoplasmic antibody-associated vasculitis. PLoS One. 2019 Jul 10；14（7）：e0218705. PMID：31291263；PMCID：PMC6619987.

Kuwabara A, et al. Clinicopathologic characteristics of clinically relevant cytomegalovirus infection in inflammatory bowel disease. J Gastroenterol. 2007 Oct；42（10）：823-829. PMID：17940835.

Takizawa Y, et al. Clinical characteristics of cytomegalovirus infection in rheumatic diseases：multicentre survey in a large patient population. Rheumatology (Oxford). 2008 Sep；47（9）：1373-1378. PMID：18577548.

帯状疱疹

Veetil BM, et al. Incidence and time trends of herpes zoster in rheumatoid arthritis：A population-based cohort study. Arthritis Care Res (Hoboken). 2013 Jun；65（6）：854–861. PMID：23281295.

Wolfe F, et al. Rates and predictors of herpes zoster in patients with rheumatoid arthritis and non-inflammatory musculoskeletal disorders. Rheumatology (Oxford). 2006 Nov；45（11）：1370–1375. PMID：17003175.

Yang YW, et al. Risk of herpes zoster among patients with chronic obstructive pulmonary disease：a population-based study. CMAJ. 2011 Mar 22；183（5）：E275-E280. PMID：21343261；PMCID：PMC3060212.

江里俊樹, 田中廣壽. 臨床リウマチ医のための基礎講座 ステロイドによる骨格筋萎縮のメカニズム. 臨床リウマチ 2016；28：171-174.

田中 廣壽, 他. エネルギー代謝制御における 骨格筋グルココルチコイド受容体の役割. 日内会誌 2018；107：1373-1384.

ステロイド筋症

Yoshikawa N, et al. The effects of bolus supplementation of branched-chain amino acids on skeletal muscle mass, strength, and function in patients with rheumatic disorders during glucocorticoid treatment. Mod Rheumatol. 2017 May；27（3）：508-517. PMID：27678151.

Izumi Y, et al. Two cases of refractory polymyositis accompanied with steroid myopathy. Mod Rheumatol. 2015 Jan；25（1）：143-149. PMID：24533547.

田中 廣壽, 他. エネルギー代謝制御における骨格筋グルココルチコイド受容体の役割, 日本内科学会雑誌, 2018, 107 巻, 7 号, p. 1373-1384

江里 俊樹, 田中 廣壽. ステロイドによる骨格筋萎縮のメカニズム, 臨床リウマチ, 2016, 28 巻, 2 号, p. 171-174

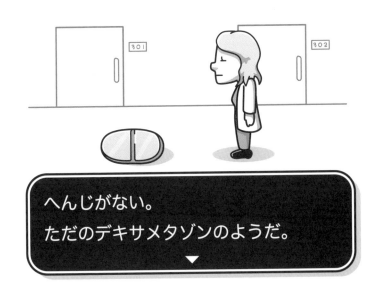

へんじがない。
ただのデキサメタゾンのようだ。

▼

part 4

各ステロイド製剤の
攻略法

世代的に「ドラクエ[1]」に熱狂した世代であり、この喩えをしてしまうことをご容赦いただきたい。

　ドラクエの攻略本といえば、ダンジョンなどのマップの情報も役立ったが、データブックとしてよく利用した記憶がある。呪文の種類と特性や数値、道具や武器の種類と特性と数値、モンスターの特性やスペック、得意技や弱点。子供の頃は何時間もずっとTVゲームをすることはできなかったから、こういう"データブック"をずっと読んでいた記憶がある。

　この章では各ステロイド製剤について説明していくが、それだけでは通常のカタい解説になってしまう。そこで、かつて私がよく読んだゲーム攻略本たちをインスピレーション源として仕立ててみたので楽しんでいただければ幸いである。

[1] ドラゴンクエストというロールプレイングゲーム

各項目のみかた

糖質コルチコイド作用➡
抗炎症作用(所謂"つよさ")!

　要するにステロイド作用としての「つよさ」のパラメーター。ただし副作用についても同等。諸刃の剣的な側面もある属性でもあり、Cushing症状の出やすさのパラメーターとも言える。

鉱質コルチコイド作用➡
電解質作用／Na貯留効果(血中Na↑, K↓)のこと!

　これもステロイドらしい作用で、ナトリウムが保持されるか・カリウムが排泄されるかの度合いのパラメーター。ステロイドを、「補充」として投与するのか、「抗炎症/免疫抑制」として投与するのか、その狙いによって処方が変わってくるがそのことと関連するパラメーターであるため、意外と重要である。

Non-genomic effect➡
パルス的に使えるかの目安／効果が青天井かどうか!

　ステロイドの作用のしかたのうち、細胞内の核内レセプター(グ

ルココルチコイド受容体）を介さない機序によって得られる効果を non-genomic effect と呼ぶが、この作用の度合いを示したパラメーターのこと。即・効かせたいか、あるいは大きな抗炎症作用をもたらしたいか、を考える上で重要なパラメーターとなってくる。

生物学的半減期➡
1日の投与回数に関わる！

　血漿中においてステロイドが失われるまでの時間から割り出される、というそういう半減期もあるが、臨床家にとって重要なのは実際にステロイドが生体に効果を及ぼさなくなるまでの時間である。処方決定に関わってくるからである。内服であれば、分1か分2か。注射であれば、1日1回で良いか、何時間おきか。こういう実務に関わる重要なパラメーターである。

胎盤通過性➡
妊娠初期に気をつけるべき属性！

　母体に薬剤が投与されると母体の血中に取り込まれ、胎盤を通過して胎児へと移行する。ステロイドは頻用される薬剤だが、胎盤通過性は胎児への影響を考慮する上では重要。脂溶性が高い薬物ほど胎盤を通過しやすいとされる。

経口剤

　まず、「ステロイドは点滴の方が強い！」は嘘である。これは完全にステロイドパルスのイメージであろう。パルスは、点滴だから強いのではなく、「メチルプレドニゾロンを超大量に」使用するから"強い"のである。しかもこの場合のメチルプレドニゾロンを選択する必然性は、メチルプレドニゾロンの高い non-genomic effect（**C**）に由来する。静脈経路だからではない。

　ステロイドの全身投与には、経口と経静脈とがあり、例外を除いては経口が一般的である。それは消化管における高い吸収率に由来しており、食事の影響をほぼ受けず、血中濃度も実は注射よりもすぐに上昇し、もはや経口投与は妥協ではなく最も適したステロイドの投与法なのである。

　ステロイドは水に溶かすのが難しく、注射剤にするためにコハク酸エステル、リン酸エステルという形にエステル化させてある。静脈投与されると、生体のエステラーゼによって遊離型となって初めて作用できる準備が整う。その後、標的細胞に届いて一連のステロイド作用が始まる。こうした"手間"がかかることから皮肉にも経静脈の方がかえって時間を要する。**ステロイドは、なるべく飲み薬で処方する**ということを心がけたい。

バランス型の
オールラウンダー

プレドニゾロン

prednisolone

先発商品名：プレドニン®

4

A	4
B	0.8
C	4
D	12~36時間
E	ほぼ通過しない

製剤の概要（pros/cons）

効果と副作用のバランスが素晴らしい。用量調節のしやすさ含め、使い勝手の良さが頭抜けている。（5 mg）の倍数での用量設定になるため、数字として認識しやすいというのが大きいのではないだろうか。総じて、**欠点らしい欠点がないのがプレドニゾロン**である。

それでもあえて弱点について言及するとすれば、①電解質作用（**B**）がややあるかもしれないということと、②思われているより生物学的半減期（**D**）が短い、という点であろうか。

①については、大量のプレドニゾロンを使用する場合や高齢者などではNa貯留による浮腫や心負荷に気をつけるべきである。またインスリンや利尿薬など、Kが下がる薬剤と併用している場合などでは、思いがけず低K血症がはっきりしてしまうこともある。

②については、本来は8時間ごとに投与するのが理想であると理論的にわかっていても、朝分1としたり、朝・昼分2としてしまったりする現状がある。せめて朝・夕の分2くらいにしたい。いわゆる朝昼夕食後の分3でもいいはずだが、**処方する前に特に外来では患者のいう「朝」や「昼」や「夕」というのが何を指すのかは聞いておいた方がいい。**

パルスなら任せろ！
ステロイド界のジャイアント・キラー

メチルプレドニゾロン

methylprednisolone

先発商品名：メドロール®

4

A	5
B	0.5
C	13.3
D	12～36時間
E	ほぼ通過しない

　基本性能はプレドニゾロンとほとんど同じ薬剤と言っていいが、プレドニゾロンと比べて糖質コルチコイド作用（**A**）が少し増え、鉱質コルチコイド作用（**B**）が少し減っている。**B**については、少しの減弱であっても利点となる場合がある。Na貯留が少ない（0.5）ことに加え、高いnon-genomic effect（**C**）がある（13.3）ため、**超大量投与という状況における使用に向く**のがメチルプレドニゾロンである（ただしその処方で使われるのは、経口ではなく後で述べる注射剤のほうではあるが）。

　もう1つの利点は、**血圧が高い患者へ少し優しい**という点である。プレドニゾロンをある程度の量や期間使用しなければならない一方ですでに著しい高血圧があるといったケースでは、今使用しているプレドニゾロンを同力価のメチルプレドニゾロンに置き換えるという手もある。現在心不全やネフローゼになっているような患者にはもちろん警戒するが、プレドニゾロンによるNa貯留は、高齢者、腎機能障害の患者、輸液や溶解液が多い状況（生理食塩水など）、あるいはNaの含有量が多い薬剤を使用している、などの状況で問題になるかもしれない。そこでメチルプレドニゾロンに同価変換することは選択肢となり得るわけである。

　デメリットは、「パルスなど点滴投与以外では、（メチルプレドニゾロンは）あまり膾炙（かいしゃ）されていない」という点かもしれない。錠剤のメドロール®にはちゃんと割線が入っており、細やかに調

節しやすいはずだが、たとえば「メドロール20mg」とか「メドロール36mg」とか言われて、即頭の中でプレドニゾロン換算で何mgと変換できるだろうか？　もしできるならばそもそも本書を読む必要があまりない。

　ちなみにメチルプレドニゾロン20mgは、メドロール®4 mg錠の5錠に相当するから、プレドニン®5 mg錠の5錠つまりプレドニゾロン25mgとなる。またメチルプレドニゾロン36mgは、メドロール®4 mg錠の9錠分だから、プレドニン®5 mg錠の9錠分つまりプレドニゾロン45mgとなる。簡単な比例計算ではあるのでわからないわけではないと思うが、臨床現場では"直感イメージ性"が重要だったりもするため、メチルプレドニゾロンがいまいちポピュラーにならないのはやや理不尽な気もする。メドロール®も、メチルプレドニゾロン5 mgを1錠にして「1.25倍効くプレドニゾロン！」と宣伝すれば良かったのにと思う。

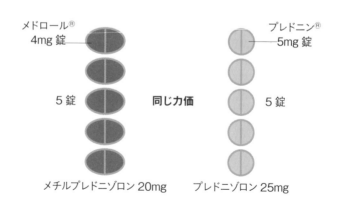

メドロール®
4mg錠

5錠　　　　　　同じ力価　　　　　　5錠

メチルプレドニゾロン20mg

プレドニン®
5mg錠

プレドニゾロン25mg

ステコラ

メチルプレドニゾロンの「肺移行性」について

　臨床家ならば、「メチルプレドニゾロンは肺移行性が良いから、呼吸器の場合はメチルプレドニゾロンを選ぶ」という考えを聞いたことがあるかもしれない。ただこれは、動物モデルでの示唆があるに過ぎない。エビデンスがない！と都市伝説的扱いにして否定的に考えている諸家もいることだろう。

　ある文献[1]によれば、「メカニズム的にはメチルプレドニゾロンは、動物モデルにおいて、デキサメタゾンよりも高い肺組織対血漿比を達成しており、そのため肺損傷に対してより効果的であると考えられる[2]」とある。文献1では他に、「多くのICU医師は（重症の肺傷害の患者に）デキサメタゾンを投与することに違和感を感じています」とあり、つまり肺がやられていればなんとなく「使い慣れた」メチルプレドニゾロンの方が良いのではないかという経験則があるのだ。間質性肺炎など肺・胸郭内の傷害が考えられる病態ではメチルプレドニゾロンを優先的に使うということを、個人的には「弱い推奨」と位置付けている。

1) Ranjbar K, et al. Methylprednisolone or dexamethasone, which one is superior corticosteroid in the treatment of hospitalized COVID-19 patients：a triple-blinded randomized controlled trial. BMC Infect Dis. 2021 May 11；21（1）：436. PMID：33838567

2) Annane D, et al. Critical illness-related corticosteroid insufficiency (CIRCI)：a narrative review from a Multispecialty Task Force of the Society of Critical Care Medicine（SCCM）and the European Society of Intensive Care Medicine（ESICM）. Intensive Care Med. 2017 Dec；43（12）：1781-1792. PMID：28940017

「副腎から出るステロイド」に一番近い、本物のステロイド！

ヒドロコルチゾン

hydrocortisone

先発商品名：コートリル®

A	1
B	1
C	Low
D	8〜12時間
E	（情報が乏しい）

　内因性の副腎皮質ステロイドに最も近いステロイド剤である。つまりヒドロコルチゾンは、鉱質コルチコイド作用（**B**）もしっかりと備えている。抗炎症治療・免疫抑制治療という観点からすると、鉱質コルチコイド作用の存在は余計であり欠点に感じてしまうかもしれない。

　が、本来生体には必要なホルモンである。よって、強い糖質コルチコイド作用（**A**）を期待する治療には向かないが、副腎からのステロイドがまるまる分泌不全になる（要するに出ない・足りない）ような病態に対してはfitする。このような病態では、強い抗炎症治療に向く糖質コルチコイド作用だけ高くてはだめで、ちゃんと**A**と**B**をバランスよく補充してやらねばならない。ここにヒドロコルチゾンの存在する意味がある。ヒドロコルチゾンには「補充」という質のベクトルが備わっていることを感じておきたい。"目の前の強敵を叩き潰す！"ために用いるステロイドではない。

盲目に最強を目指したそのステロイドは
果たして最強になれたのか！？

デキサメタゾン

dexamethasone

先発商品名：デカドロン®

A	25
B	0
C	20
D	36~54時間
E	70~100%通過

　鉱質コルチコイド作用（**B**）がないということはまず重要な性質として理解しておく。最強の糖質コルチコイド作用（**A**）を備えていることは特徴として有名だが、個人的にはこれに関して次の2点が重要と考える。

　1つはnon-genomic effect（**C**）が良好であるという側面である。パルス的な大量療法で使用するのに都合が良いと考えられる。脂溶性という性質にも助けられ、とにかく速やかに臓器あるいは各所組織にステロイド（抗炎症作用）を送り届けたいという場合には適する。

　もう1つは、強い糖質コルチコイド作用（**A**）の諸刃の剣的側面である。デキサメタゾンは、副作用としてのCushing症状が強く出る。同力価・同期間では最も副作用が大きいと考えてもいい。

　デキサメタゾンは、**D**と**E**にも特徴を打ち出している。長時間作用する点（**D**）は臨床的には重要で、分割内服ではなく**1日1回内服が可能**となる。ただ、これを「1回で済む」と思ったら大間違いである。むしろデメリットと考えてもいい。「隔日内服」「小刻みな調節」が叶えられないのは、状況によっては欠点になることを知っておく。胎盤通過性（**E**）があるという知識も重要である。**「胎児を治療する」という特殊な状況をのぞき、妊婦へのステロイドはデキサメタゾンを避ける**と覚えておいて問題ない。

デキサメタゾンとは双子のきょうだいだが、同一人物ではない

ベタメタゾン

betamethasone

先発商品名：リンデロン®

A	25
B	0
C	<2.7
D	36~54時間
E	30~50%通過

　ベタメタゾンは、デキサメタゾンと臨床的にはほぼ一緒である。鉱質コルチコイド作用（**B**）がない、最強の糖質コルチコイド作用（**A**）を備えている、などの属性は等しいと思っていい。強いCushing症状が副作用として出るという性質ももちろん一緒であるし、長時間作用する点（**D**）も同じである。小刻みに用量調節することにはやはり向いていない。

　しかし、デキサメタゾンと比べて、non-genomic effect（**C**）と胎盤通過性（**E**）が異なると考えておくといいかもしれない。デキサメタゾンよりも、急速に抗炎症を期待する使い方に向いていないと考えておく。また、胎盤通過性がデキサメタゾンより低いからと、妊婦に使いやすいと考えてはいけない。これはあくまでデキサメタゾンとの比較である。胎盤通過を避けたいならば、デキサメタゾン・ベタメタゾンのような脂溶性ステロイドは元より避けるべきである。

ステコラ

めちゃくちゃ細かい調整

①メドロール® 2 mg錠

　メドロール®の4 mg錠には割線は1本だけ入っているが、2 mg錠にはなぜか2本入っており、「1／4（＝0.25）錠」のような処方も可能で、メチルプレドニゾロン0.5mg刻みの調整が可能である。細かい。

②プレドニゾロンの2.5mg錠

　ニプロ社はプレドニゾロン錠2.5mg「NP」®という、1錠が2.5mgとして精製された商品を出している。それはそれで便利だと思われるが、この商品にもなんと割線が入っており、「0.5錠＝1.25mg」ずつの調整も可能というわけである。細かい。

③プレドニゾロンの1 mg錠

　旭化成ファーマやファイザーなどでは、プレドニゾロン錠の1 mg製剤を発売している。1 mgずつの調整が可能！ とそこまでは良いが、なんとこの製剤にも割線が入っている。つまり、「0.5錠＝0.5mg」ずつの調整が可能となる。細かい。

注射剤

　経口剤のところで述べたように、注射剤を使う場面というのは非常に特殊な状況である。次にまとめた。簡単に言えば、これらの状況以外は経口で良い。

- **ショック**
- **著しい呼吸不全**
- **経口摂取不能の重症患者**
- **消化管がない・使えない・著しい浮腫状態にある患者**
- **「とてもじゃないが、量が多すぎて経口では飲みこなせない」くらいの超大量の用量を使用するとき**

　また、エビデンスを探す・特定するとなると難しいが、臨床家の間ではステロイドは静脈投与では生体利用率が下がると言われている。少なくとも**「投与後、生体で（薬物動態が）不安定だ」と考える諸家が多い**ようだ。したがって、**経口で投与していた用量／力価よりも1.5倍〜2倍に増やして点滴静注する**ことをする。臨床家ほどこれを確実に実践するのは、点滴切り替え後に患者が悪化したときにその原因が、「ステロイドが不足していたのではなく、治療対象としていた原病の純然たる病勢のため」か「原病そのものの悪化ではなく、点滴にしたために利用されるステロイド用量が減じられたせい」かを迷いたくないからである。

どうしても経口プレドニゾロンを
点滴にしたいときに登場する、万年の代役

プレドニゾロンコハク酸
エステル Na

先発商品名：水溶性プレドニン®

　とにかく経口プレドニゾロンの「代役」、ただそれだけの存在と思っていい。ただ、代役というのは必ず必要である。**経口を静脈投与に切り替えたいときに使用**する。すでに述べたように、経口で投与していた用量/力価よりも1.5倍〜2倍に増やして点滴静注することを慣習的としている。できれば投与回数も、内服回数に揃えたい。

**経口製剤では影の存在だったが
注射では俺が主役（キング）だぜ!!**

メチルプレドニゾロン コハク酸エステル Na

先発商品名：ソル・メドロール®

　経口のところでも述べたが、超大量投与においてはこの製剤にかなう相手はいない。ステロイドパルス用の製剤と考えてもいいかもしれない。一発売れた歌手が一生ディナーショーで食っていくようなものである。

　もう少し日常的な話に戻そう。個人的には例えば、酸素需要のある気管支喘息発作に対しては注射製剤のメチルプレドニゾロンを選択している。消化管が使えないわけではないだろうが、どうせならそれなりに高用量を使用した方が良い治療になる。高い高い non-genomic effect（**C**）を活かして、可及的速やかに発作を鎮静したいという意図である。

急性副腎不全・ステロイドカバー！
急いで補充する仕事人

ヒドロコルチゾン
コハク酸エステル Na

先発商品名：（コハク酸エステル）ソル・コーテフ®

ヒドロコルチゾン
リン酸エステル Na

先発商品名：（リン酸エステル）水溶性ハイドロコートン®

4

注射剤のヒドロコルチゾンは、本来、副腎から出るコルチコイドが急に枯渇した・しかけたときこそがジャストの適応であり、逆に言えば他の状況では他の製剤で事足りることが多い。しかしながら、注射剤のヒドロコルチゾンは本当によく頻用されている。それは慣習的なものによるところが大きいだろう。

　ヒドロコルチゾンの連日投与を継続していれば、鉱質コルチコイド作用（B）が無視できなくなり、有害事象となって電解質補正の必要が出てくることもある。また、**半減期の短さから、点滴であっても1日あたり複数回投与が必要**となり、溶解液のボリューム（ml）や電解質（生理食塩水のNa量など）などにも配慮する必要が出てくる。正直、あまり使いたくはない製剤と認識しておいてもいいくらいである。

注射もありますよ

デキサメタゾン
リン酸エステル Na

先発商品名：デカドロン®

ベタメタゾン
リン酸エステル Na

先発商品名：リンデロン®

経口デキサメタゾン／ベタメタゾンを注射製剤のデキサメタゾン／ベタメタゾンに切り替えるときの、用量換算（※いわゆるステロイド製剤間の等価換算のことではない）の目安があればいいのだが、これが見当たらない。そもそも個人的に、そのような場面に遭遇しない。ということで、注射製剤のデキサメタゾン／ベタメタゾンは、プレドニゾロンのように「経口内服ができない」という状況で選択すれば良いと思われる。

ステコラ

デカドロン®錠の形状

　デカドロン®錠の実物を見たことがあるだろうか？　実は五角形のかわいい形をしている。0.5mg錠と４mg錠と２つあることは注意したいが、どちらも五角形をしている。かわいい。

ステコラ

人はなぜ温泉に行くか

　温泉には効能がある。私も自宅で入浴剤を使うことはあるが、その効能書きをつい意識してしまう。また、大真面目に「リウマチのためにこの前温泉に行ってきました」と言う患者も多い。

　医師の平均的な常識からすると、温泉の個々の効能を得る目的で温泉に行く医師はあまりいないように思う。「気持ちが良いから」とかのほうが、よくある自然な理由だろう。一方患者からすれば病院も温泉も一緒だ（暴論）。自分の具合を良くしてもらえるかもしれないと思って、患者は病院や温泉に行くのだ。温泉旅行であれば、その旅程の諸々自体が楽しいし、お食事やお酒も美味しいし、人と語らい、心が休まって、トータルに癒される。入浴剤単品で代替できないから、人は温泉に出向くのだ。

　点滴と内服（経口補水）は一緒だから点滴はしません。医師がこう言うのは簡単だが、点滴は医療機関でしかできず、内服は通常自宅で行うものだ。点滴でも飲水でも効果は一緒だと言い放つのは、自宅の湯船に入浴剤を入れれば温泉と一緒だ！というロジックと同じに思えてしまうのだ。点滴という行為は、温泉と一緒で「総合的なもの」だと私は考える。

　もちろん、そのような経緯で点滴行為を保険診療でやるのは良くない、そういうことなら自費だ、などと言うかもしれない。その言説は完全に私を論破できており、特にこちらはそれに反論したいことなどない。ただ心情としては、自費というのは慈悲がないのである。医療機関には医師や看護師の「優しい施し」がある。だから患者が癒され、その根拠のない点滴が奏効するのだ。

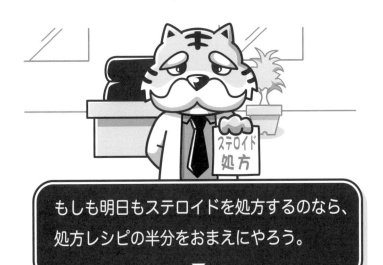

もしも明日もステロイドを処方するのなら、
処方レシピの半分をおまえにやろう。

▼

part 5
ステロイド処方の「型 👊」

何事も「型」が大事である。どんな業界にも「型練習」があり、その怒涛の反復からなる「稽古」は重視され、廃れていかない。もちろん、夏の運動部の部活中に顧問が「水飲んだらバテるぞ〜」と言って部活中の飲水を禁止する（実話）とか、必要以上なランニング（走り込み）を強いるとか、効率の悪いトレーニングは今日にかけて淘汰されていっているだろう。しかし、練習の重要性は色褪せない。

　そもそも臨床のトレーニングは、あまりにぶっつけ本番過ぎる。手技については、なんとかライセンス制にするなどトレーニング手順を確立しようという向きはある。ただ、臨床的な知識や内科的マネジメントの方は、事前の準備なしに臨床現場に突っ込んで行くことが多い。

　"本番"前に、もっともっと座学をした方がいい。本をもっと読まないといけない。この、座学がやけに軽視される向きは一体なんなんだろうか。座学は平板な知識を入れているだけ・頭でっかち、のような偏見があるとしか思えないくらい、現役医師の医書の読書量は少ないと思う。座学は、脳内イメージトレーニングそのものに他ならない。「読書！」と意気込むものではなく、プロとして当たり前のように"本番"の前までに読んでいるものだ。医書を読むことを机上の空論と考えている人は、読んでいる最中から静的な情報としての知識が、動的な活きた応用になっていくダイナミズムを感じ取れないのかもしれない。

さて、本章ではさまざまなステロイド処方の状況や場面におい
て、私が実際にこうしているという「具体的提案」を示していく。

— CASE 1 —

ステロイドパルス！

すぐ処方しなきゃ！でもどうする？

なんとなくあんちょこに頼りたくなるのはステロイドパルスを
発動するときではないだろうか。この項では**パルスの各種処方箋**
を紹介する。

型. 1-1 「コンベンショナル・パルス」

ソル・メドロール® 1g
生理食塩水 250ml
2時間かけて点滴静注、1日1回 3日間

- 1-1はよく見かける処方で、視神経炎やネフローゼ、膠原病の
  ステロイド治療開始の導入時、など様々な場面で見かける。
- 1-1のメリットは、なんと言っても1回量が多い（最大値）た
  め、1回の投与あたりでは抗炎症の力が強く、またステロイド
  レセプター飽和までの時間が短いことである。
- ただし、メチルプレドニゾロンがいくらNa貯留が少ないように

工夫されているとはいえ、超大量の用量であることから、単位時間あたりのNa負荷は大きい。

- また、いくら大量を用いるといっても、メチルプレドニゾロンは血漿消失半減期が長いわけではなく、通常は1日複数回の投与をしたい薬である。

- つまり、1-1は実に"慣習的な"処方箋ということになる。

- 1-1におけるソル・メドロール® 1回量を500mgにするとそれを俗に「ハーフパルス」と言ったりするが、抗炎症の力はどちらも臨床的には十分強い。

- 個人的には、どちらかというと年齢などを加味してNa負荷などへの恐れの程度で用量を決めているが、正直なところ大きな差異を感じない。

型. 1-2 「最強パルス」

| ソル・メドロール® 250mg |
| 生理食塩水 250ml |
| 2時間かけて点滴静注，1日4回6時間おき 3日間 |

- 1-2は、1-1と1日あたりのメチルプレドニゾロン総量は同じ1gだが、分割投与か1回投与かの違いがある。

- 個人的には1-2処方を繰り出すのは、「著しいサイトカインストーム」を相手にしているときくらいである。

- 目の前に大量のサイトカインの嵐があり、切れ目なく、炎症を

一定期間抑え続けなければいけないような状態のときである。

● 具体的にはマクロファージ活性化症候群、血球貪食症候群である。

型．1-2改「変法パルス」

ソル・メドロール® 250mg

生理食塩水 100ml

　　　1時間かけて点滴静注、1日4回6時間おき　2日間

ソル・メドロール® 125mg

生理食塩水 100ml

　　　1時間かけて点滴静注、1日4回6時間おき　2日間

ソル・メドロール® 125mg

生理食塩水 100ml

　　　1時間かけて点滴静注、1日3回8時間おき　2日間

ソル・メドロール® 80mg

生理食塩水 100ml

　　　1時間かけて点滴静注、1日3回8時間おき　2日間

ソル・メドロール® 40mg

生理食塩水 100ml

　　　1時間かけて点滴静注、1日3回8時間おき 2日間

- 1-2改は、血球貪食症候群のような病態で直ちに炎症を収めたいときに、個人的にこれを「変法パルス」として使っている。
- もちろん用量を微妙に変えたり、日数や投与回数も調節したりするが、これが原型である。
- パルス療法の私の解釈は「とにかくたくさんのステロイド」であって、特に細部の様式にこだわっていない。

型.1-3 「忖度パルス」

初日（夕方から）：

ソル・メドロール® 1g

生理食塩水 250ml

　　2時間かけて点滴静注

2-3日目：

ソル・メドロール® 500mg

生理食塩水 250ml

　　2時間かけて点滴静注、1日2回　12時間おき

- 1-3は、それでもいわゆる普通のパルス（メチルプレドニゾロンを1日1g投与を3日間）をしたいという人の現実に合わせたものである。
- パルス療法普通は「急に」決まるはずである。したがって午後や夕方から始まるとしてその当日はメチルプレドニゾロン1gを

点滴投与する。

- そして2,3日目はメチルプレドニゾロン1回500mgを12時間おきに投与する。
- 1-3のアレンジとして、1回投与量を半分にする手もある。
- すなわち、初日に500mg、2〜3日目は1回量を250mgとして1日2回というやり方である。
- ハーフ（500mg/日）でもフル（1g/日）でも好きなようにしたらいいと思う。

ステコラ

強く激しい炎症だからといって…

　成人Still病も類似病態だが、サイトカインストームのような"力強い"病態を相手にするときに（型1-2や1-2①改のような）こんなに強い治療が必要なのかと実は思っている。怒り狂っているような病態に強い治療したら、かえって相手をさらに"怒らせて"しまうようなことがあるのではないかという気づきを最近は得ており、型1-2のような治療がfitするのかは疑問を持っている。嵐を普通の風雨くらいにはする意味はあるとは思われる。

CASE 2

ひとまず単回点滴投与したい！

　今回の型は、外来などでステロイドを単回点滴して帰宅させるような状況が一番fitする。もちろん病棟でも通用し応用できる。具体的な状況を先にあげると以下のものである。

- 気管支喘息発作
- 薬疹
- 蕁麻疹
- 軽いアナフィラキシー
- 関節炎の急性増悪

型 2-1

ソル・メドロール® 80mg
生理食塩水 250ml
1時間かけて点滴静注

- 実際には、この点滴だけで治るわけではないが、「点滴をしてあげる」という医療行為の効能は大きい。
- ここで述べることではないが、外来で患者から「先生、点滴でもしてください」と言われて「それは意味がない」「内服でも同じ。大丈夫」などと点滴実施を固辞する医師は、重要な治療オ

プションを 1 つ喪失していると思う。

- 点滴は一種の"施し"であり、薬剤の理論上の効果以上の効能がある。外来で患者に点滴をしてあげないような医師は、温泉には行くべきではない（136頁、コラム参照）。

- ということで、臨床医には、「とりあえず点滴」という場面があ（るはずである）りその時のステロイド投与の処方例が 2 - 1 である。

- 2 - 1 で、80mgというのは「40mgを 2 アンプル」だが、この量に抵抗があるなら 1 回40mgでもいい。もちろん溶解液は100mlでも 5 ％ブドウ糖でもいい。

- 個人的には、冒頭のどの場面でもこの 2 - 1 処方は繰り出すことが多い。

型 2 - 2

デカドロン® 6.6mg
生理食塩水 100ml
1 時間かけて点滴静注

- もちろんデキサメタゾンを使用するのもありである。

- ちなみにこのデキサメタゾン6.6mgは、プレドニゾロンで66mgということになる。

CASE 3

外来でプレドニン®!

ステロイドは本当に様々な場面で用いられる。そしてステロイドといえばプレドニン®である。ステロイドの使い方といえば、つまりはプレドニン®の使い方と言ってもいいくらいである。ここではプレドニン®の処方を型として示してみた。

型. 3-1 「外来プレドニン®1週間コース」

1）プレドニン®（5）8錠　分1
夕食後　　　…1日分（すぐ服用）
2）プレドニン®（5）6錠　分2
朝・夕食後　…2日分
3）プレドニン®（5）4錠　分2
朝・夕食後　…2日分
4）プレドニン®（5）2錠　分2
朝・夕食後　…2日分

5

- 3-1 は、**Part 2** の事例：**気管支喘息**（24〜26頁）で例示・解説した処方を実質再掲したものである。

- この型の用途は型2-1／2-2を行きたくなるシチュエーションと近いものがある（気管支喘息発作を1週間かけて頓挫させるときなど）。

- あるいは型2-1／2-2の点滴をした後にまさに帰宅させるときに繰り出す処方とも言える。もちろん点滴なしでも使える処方箋である。

- たとえば気管支喘息発作やひどい薬疹などで受診し、ステロイドを処方して1週後再診してもらう、というようなときに良い。実際に合計7日分になっているのがわかるだろう。

型. 3-1改「外来プレドニン®やってみようコース」

1）プレドニン®（5）6錠　分1
夕食後　　　…1日分（すぐ服用）
2）プレドニン®（5）4錠　分2
朝・夕食後　…2日分
3）プレドニン®（5）2錠　分2
朝・夕食後　…2日分
4）プレドニン®（5）1錠　分1
朝食後　　　…2日分

- 3-1で示したプレドニゾロン量を概ね3/4くらいにした初心者向けのマイルド処方がこの3-1改である。
- これも立派な外来ステロイド治療である。
- 高齢者、耐糖能異常ある、などで「外来で40mgとかは自分はちょっと…」と弱気になってしまう諸氏にfitするだろう。
- とりあえず外来でそれなりにグッと炎症やアレルギーを抑えてみたいときに良い。

型. 3-2 「外来プレドニン®2週間コース」

1）プレドニン®（5）6錠　分2	
朝・夕食後 …2日分	
2）プレドニン®（5）4錠　分2	
朝・夕食後 …4日分	
3）プレドニン®（5）2錠　分2	
朝・夕食後 …4日分	
4）プレドニン®（5）1錠　分1	
朝食後　　 …4日分	

- この3-2は、プレドニゾロン30mgで開始し、2週間で減量・中止まで持っていく処方である。

1）プレドニン® （5）6錠　分2

　　朝・夕食後　…4日分

2）プレドニン® （5）4錠　分2

　　朝・夕食後　…4日分

3）プレドニン® （5）3錠　分2（2-1）

　　朝・夕食後　…2日分

4）プレドニン® （5）2錠　分2

　　朝・夕食後　…2日分

5）プレドニン® （5）1錠　分1

　　朝食後　　　…2日分

- 右下がりの綺麗な直角三角形ではなく、前半にそれなりの用量を入れるアレンジが**3-2改**である。

- 積分すると、最初の1週だけで**3-2**は150（mg）だが、**3-2改**では180（mg）となっている。まあ少しの差かもしれない。

- **3-2改**は処方箋1枚で5）まで及んでおり、やや込み入っているのが欠点である。

型. 3-2改-Ⅱ

> 1）プレドニン® （5）6錠　分2
> ----
> 　　朝・夕食後　…5日分
> 2）プレドニン® （5）4錠　分2
> ----
> 　　朝・夕食後　…5日分
> 3）プレドニン® （5）2錠　分2
> ----
> 　　朝・夕食後　…5日分

● 用量は"3速"のみ！の男らしい処方箋がこの3-2改-Ⅱである。

型. 3-3 「國松用"菊池病セット"」

> 1）プレドニン® （5）6錠　分2
> ----
> 　　朝・夕食後　…3 or 4日分
> 2）プレドニン® （5）4錠　分2
> ----
> 　　朝・夕食後　…3 or 4日分
> 3）プレドニン® （5）3錠　分2（2-1）
> ----
> 　　朝・夕食後　…3 or 4日分
> 4）プレドニン® （5）2錠　分2
> ----
> 　　朝・夕食後　…3 or 4日分
> 5）プレドニン® （5）1錠　分1
> ----
> 　　朝食後　　　…3 or 4日分

- 3-3 は、私が愛用する処方箋である。
- 想定しているのは菊池病や結節性紅斑をステロイドで確実に治療し切るような場面で、**2週あるいは3週かけて抗炎症を図り副腎抑制がかかる前に撤退する**というお気に入りの処方である。
- この1枚の処方箋を切ることもあるが、1週間前後くらいで再診させて確認して、トータルでこの処方にすることがあり、つまり 3-3 を2枚（2回）に分けても良い。
- こういう言い方が許されるかどうかはわからないが、「軽いDIHS」のような薬疹に対しても、舐めずに 3-3 処方を適用することは私は多い。
- DIHS は被疑薬となる薬剤を一定期間（5〜7日）以上服用してから出現し、病態としてはIII型アレルギーであるとされる。
- 重症例や血球貪食症候群を伴う DIHS 例などでは4週以上の治療が必要だが、臨床ではなんともいえないケースやどっちつかずのケースも多く、できれば3〜4週以内に留めておきたいというような場面もある。
- そういうときに 3-3 は有用であると思っている。

型. 3-3改

1）プレドニン®（5）6錠　分2

　　朝・夕食後　…5日分

2）プレドニン®（5）4錠　分2

　　朝・夕食後　…5日分

3）プレドニン®（5）2錠　分2

　　朝・夕食後　…5日分

4）プレドニン®（5）1錠　分1

　　朝食後　　　…5日分

- 3-3のあえて欠点を言えば、3）の15mg/日のときの"2-1"の不均等分割であろう。そこを飛ばしたものがこの3-3改である。

- この型は、1週後くらいに再診させて確認することを前提とした方が良い。

- その中間チェックで、しっかりと良くなっていることを確認できたら3）4）で維持・減量・中止していくというイメージ。

- 用量に抵抗があれば、これをすべて「4日分」としても良いだろう。

外来でとんぷくステロイド!

　個人的にリウマチ診療をしているので、どうしてもこのような項目を作りたくなってくる。ただ、非専門医・実地医家がステロイドの頓用処方箋を作ることは少ないのかもしれない。とはいえこのようなプラクティスがあるというのを見せることで、ステロイドの性質を知り、他人のやり口を知り、自分がするステロイド処方そのものへの抵抗感が減ってくれれば本望である。

型. 4-1

1）プレドニン® （5）1回2錠
1日2回まで　10回分

● 4-1は、真面目な用途を言うと、**腎不全患者の痛風・偽痛風発作などに良い**のではないだろうか。もう少し1回量を増やしてもいい。

● 個人的には関節リウマチの患者にも使っている。

● ベースの治療の強化が捗らず、悪化が単関節にとどまる、そして臨時受診がしやすいなどの状況が揃っているならば関節注射が良い選択肢と思われるが、そうもいかない場合もある。

● 小関節含めた多関節に及ぶ、すぐ受診できないなどの事情があ

る場合は、短期（あるいは頓用）内服ステロイドも良いオプションだと思っていて、4-1はその一例である。

- 維持ステロイドは嫌だが、患者にとって大事なある1日に、快適に過ごさせてあげたいというようなとき、朝にこの頓用を使ってもらい1日を始めさせるなどを私はしている。

- 頓用という手法自体がある意味認知行動療法だから、患者の生活や気持ちに寄り添う方がうまくいく。

型. 4-2 「國松用 "地中海スペシャル"」

1）プレドニン® （5）1回6錠　10回分

- -

　発作時：

- ・まず初日初回に1回4錠服用し、4時間以上あけて
　　1回2錠追加可
- ・これを2日まで延長可

- この4-2を示すことで、いよいよ読者諸氏を置き去りにしたいと思う。

- これは自己炎症性疾患のうち、家族性地中海熱（FMF）と一応は定義できるある一群の患者に使う処方である。

- PFAPA症候群を成す諸症候のうちいくつかを満たし、"純然たる"PFAPA症候群と違い、成人まで発作反復を持ち越したり成人になって発症する例があり、さらにはコルヒチンにも反応性を示し非定型ながらFMFの定義も満たすような患者が確かに存

在する。(國松淳和「これって自己炎症性疾患?」と思ったら。
金芳堂. 2018.p137-139)

● いや、むしろそういうFMFは少なくないかもしれないとすら
思っている。このような患者群の特徴として、「コルヒチン維持
内服で完全に制御しきれないが、発作時の対症薬としてステロ
イドが良好に反応する」というものがあり、一応はFMFとして
診ているとはいえPFAPA症候群ライクな一面があることを思わ
される。

――――― CASE 5 ―――――

さぁ、免疫抑制かけます!

「じゃあプロキロ1で始める?」

カンファレンスなどでよく聞かれるフレーズであることと思う。
「プロキロ」の「プロ」って何だよ、という突っ込みはさておき、
つまりこれを翻訳すると、

「それでは、プレドニゾロンにして1mg/kgを初期量として、明
日から治療を始めましょうか。副作用の説明はよろしくね」

となる。そんなときの処方箋をここではイメージしていただけれ

ば幸いである。

型. 5-1 「最初の処方」

> 1）プレドニン® （5）10錠　分2
> --
> 　　朝・夕食後　…14日分

- 膠原病や間質性肺炎やネフローゼ症候群、あるいは各種免疫介在性神経疾患などで、「プレドニゾロン換算で体重kgあたり1mg」を初期量にしたプレドニン®で治療を開始する場面は多いと思われるがまさにそのときの処方である。

- 個人的なこだわりとして、不均等分割「5-3-2」のように朝に錠数を多くして1日の前半に多く傾斜をかけることをしない。

- こういう細々（こまごま）した処方は、入院中や施設入所中ならば（看護スタッフなどの尽力により）厳密にできるかもしれないが、患者が自宅での生活において食事の時間を正確に合わせたり、朝昼晩の錠数を正しく服用するなどを毎日こなせるかどうかというと疑問だからである。

- そうではなく、もっとシンプルにして、**「あさとよる」というような感じ**にする。そして可能な限り**等しい錠数にする**。

- 「生理的な副腎ホルモンの分泌曲線／サイクルに近づける」というのが、"前半傾斜派"の言い分だろう。

- しかし、外因ステロイドを継続して服用している状況で、しかも（ヒドロコルチゾンのような半減期の短いステロイドではな

く）プレドニゾロンを使用している時点で生理的なサイクルも
くそもないだろうと私は考えてしまうのである。

● 夜に服用するステロイドの量が多くなる、という意見はよくわ
かる。ただ、全員が睡眠障害になるわけではないし、そもそも
ステロイドを使って治す病態をしっかり良くすることは最優先
であると思う。

● 朝方に寄せすぎると、昼・夕方以降のステロイド濃度は減り、
少なくとも夜間における生物学的効果は日中のピークよりはグッ
と下がった状態（つまり治療をしていない"お留守"な状態）
を作ってしまうわけであり、病態の勢いがある場合には、病勢
を抑え込めない懸念もしなくてはならない。

● ステロイドによる睡眠障害の多くは、用量が多い間のことであ
り、その期間だけ眠前薬で対応すればいいとも言える。

型．5-2 「炎症には分割！」

1）プレドニン® （5）12錠　分3
　　　　毎食後　…7日分

● 成人Still病や、マクロファージ活性化症候群／血球貪食症候群
のパルス後の後療法など、まさに"高く多い炎症"の治療に取
り組もうとする最初の内服処方例が5-2である。

● ここで注目してほしいのは、12錠＝60mgという用量ではなく
「毎食後」と3分割内服としている点である。

- ただ、「分3にする」というアイデアは、必ずしもこれらのような特殊な病態のみに当てはまるのではない。
- 亜急性甲状腺炎の治療初期のような、最初に炎症をしっかり鎮めたいようなときなど、とにかく**「CRPが高くなるような炎症」を確実に抑えたいときは分割にする**と覚えておく。
- 5-2で示したい型は、とにかく抗炎症は分割投与が良いという点であり、食事の時間を気にしなければ、たとえば7時・15時・23時の内服がいいとも言える。
- 8時・16時・22時のように、多少現実生活に合わせてもいいかもしれない。

CASE 6

副腎不全かも!(ステロイドカバーをしよう)

　まず、急性副腎不全の発症パターンを説明する。大きく2つあり、まずいきなり発症した場合。もう1つは、慢性副腎不全症患者において何らかのストレスが加わった際に、適切な補充量の増量がなされなかったため発症する場合である。

　一番危ないのは、いきなり急性副腎不全・副腎クリーゼとなった場合で、ショックとなり、要は生命の危機である。あとは「ストレスの強度」による。ストレスの強度を考えてステロイド処方を決める一番有名なシチュエーションは、外科手術時のいわゆる

ステロイドカバーを考えるときであろう。手術前後のステロイド投与をどうしようかというテーマを考えたことがある臨床医は多いはずである。

　もともと何らかの慢性的な副腎不全病態にあった患者（**慢性的なステロイドユーザー**などはその代表的な例である）に、ステロイドサポートがなければさらなる急性副腎不全を発症してしまい得るようなストレスに見舞われることが予想されるときにステロイドカバーを考える。その各種ストレスの大まかな強度別に松竹梅にランク分けし、例示してみた。そして今回の項では、この「松竹梅」別にステロイド処方を紹介する。ただしとても簡単である。

松：著しく強いストレス
- 敗血症性ショック
- 高度外傷

竹：強いストレス
- 開胸手術
- 重症膵炎
- 膵頭十二指腸切除

梅：まあまあなストレス
- 一般細菌感染症
- 開腹手術

- 子宮摘出術
- 人工関節置換術

型. 6-1「松」

> 水溶性ハイドロコートン® 50mg
> ・・・
> 生理食塩水 100ml
> ・・・
> 　　30分かけて、6時間おきに点滴静注

- 6-1、この「松」処方は急性副腎不全・副腎クリーゼのときの処方でもある。
- すなわち最も強いステロイドカバーをするための処方である。
- ヒドロコルチゾンを200mg/日使用する。
- これを行く前に、水溶性ハイドロコートン100mgを溶解液に溶きワンショット静注する、というプラクティスがあるらしいが私はやったことがない（点滴ならある）。

型. 6-1改

> 水溶性ハイドロコートン® 200mg
> ・・・
> 5％ブドウ糖 500ml
> ・・・
> 　　24時間かけて点滴静注

- 6-1改は、ヒドロコルチゾン200mg/日を持続静注するやり方である。

- このようなやり方もある。
- ただしあまり見かけないので、周囲と十分相談してそれなりに忖度したほうがいいかもしれない。

型. 6-2「竹」

水溶性ハイドロコートン® 50mg	
生理食塩水 100ml	
30分かけて、8時間おきに点滴静注	

- 6-1「松」処方の6時間ごとの投与を、8時間に間隔を延ばしたものである。これを「竹」とした。
- 1日150mgのヒドロコルチゾンを投与している計算である。

型. 6-3「梅」

水溶性ハイドロコートン® 25mg	
生理食塩水 100ml	
30分かけて、8時間おきに点滴静注	

- 6-2「竹」処方の1回50mgを、25mgに減らしたものを「梅」とした。
- 1日75mgのヒドロコルチゾンを投与している計算である。
- 25mgというと、水溶性ハイドロコートン®の1バイアルが2ml＝100mgであるので0.5ml（1/4バイアル）だけ使用している

ことになり、それなりに微調節の部類に入るかもしれない。

● 文献（下記）をよく読むと、従来慣習的に使用されてきた用量が比較的多い（というか多過ぎる）ということを強調しているように聞こえる。

文献

急性副腎不全症の治療，日本内分泌学会雑誌，2015; 91（Suppl）: 73-78.

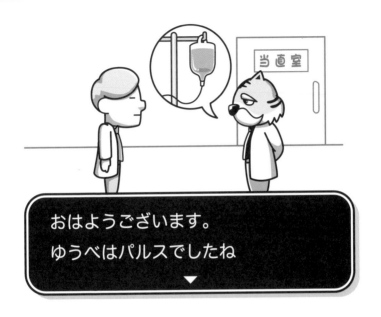

part 6

マニュアル編

6

とっさのとき

疾患・病態別：知っていると
外来診療で役に立つ病態

パルスや大量ステロイドは
ちょっとためらう病態

トラブルシューティング

とっさのとき

◢ 造影剤アレルギーどうする

Q 喘息の既往がある人に造影剤を使ったCTを撮るとき、前投薬としてのステロイドをどうしたらいいですか？

🐾 前投薬をどうするかより、アドレナリンの準備と、実施中・実施後の観察が大事

🐾 極力造影剤を使用しないことが重要

🐾 前投薬としてのステロイドは、できれば半日くらい前から始める

経口投与ができるとき

Rp.1-1

> プレドニン®（5）1回8錠を、造影剤投与の約12時間前、6時間前、そして1時間前に内服させる

Rp.1-2

> メドロール®（4）1回8錠を、造影剤投与の13時間前、7時間前、そして1時間前に内服させる

日本医学放射線学会造影剤安全性管理委員会は、2018年11月改訂版として、ウェブサイト上に「ヨード造影剤ならびにガドリニウム造影剤の急性副作用発症の危険性低減を目的としたステロイド前投薬に関する提言」を公開している。この提言は、ほぼ米国放射線専門医会 (American College of Roentgenology, ACR) のマニュアルに準拠した内容になっている。参照先はこちら。

American College of Radiology Manual on Contrast Media
https://www.acr.org/Clinical-Resources/Contrast-Manual

前記 Rp.1-2 の処方は、実はこのACRマニュアルの処方例そのものである。メドロール®32mgというのが、プレドニゾロン換算で40mgであるため、Rp.1-1 の方が数字のきまりの良さがある。

ACRのマニュアルによれば、造影剤による急性副作用を発症する危険因子として、

A）造影剤に対する中等度もしくは重度の急性副作用の既往

B）気管支喘息

C）治療を要するアレルギー疾患

を挙げている。現場でいちばん悩ませられるのは患者から「喘息の既往があります（今は治療なし）」とか「季節がわりとかに咳が出ます」などと言われるときである。これらは上記A〜Cと毛色が全然違うはずであるが、現場では"同列に"扱われがちである。

そこで提案としては、

造影剤アレルギーどうする／経口投与ができるとき

- かつて造影剤使用で、アナフィラキシー・皮疹・蕁麻疹・ひどい嘔気などの急性副作用の既往がある
- 現在、気管支喘息あるいは他のアレルギー疾患の治療を、定期的・継続的に行っている

これを最も警戒するラインと考え、Rp.1-1 あるいは Rp.1-2 を適用する。一方このラインに満たないときには、Rp.1-1、2の内容をダウンサイジングして処方する。たとえば、12〜13時間前の投与をやめて、6〜7時間前と直前1時間前の2回だけの投与にするなどである。あるいは、1回量を半量あるいは2/3量くらいにする。

個人的に、かつての指導医のやり方をアレンジして好んで使っているやり方を Rp.1-3 として示す。

Rp.1-3

デカドロン®(0.5) 1 回 4 錠を、造影剤投与が予定されている前夜(夕食後など)に 1 回内服。検査当日の朝(朝食後など)にもう 1 回内服する。

これにアレロック®(5)を夜と朝に併せて内服、あるいはジルテック®(10)を検査前夜に併せて内服、などを追加してもよいだろう。

経口投与ができないとき

これは先のACRマニュアルに記載がある。それによれば、デキサメタゾン7.5mgという推奨が記載されているが、現実的なバイアルを使用して以下を推奨する。

Rp.1-4

造影剤投与5時間前に、デカドロン® 6.6mg＋生理食塩水100mlを1時間かけて点滴静注

↓

造影剤投与1時間前に、ポララミン®注（5）を静注し、続いてデカドロン® 6.6mg＋生理食塩水 100mlを1時間かけて点滴静注

Base： 型2-2 （145頁）

Rp.1-4 の「デカドロン® 6.6mg」を、「ソル・メドロール®40mg」か「ソルコーテフ®200mg」に or へ変更しても良い。また、生理食塩水は250mlでもいいし、5％ブドウ糖でも良い。

コハク酸アレルギーやアスピリン喘息とわかっているとき

コハク酸を含有しないステロイドを選択したほうがいいということになるので、ヒドロコルチゾン、プレドニゾロン、メチルプレドニゾロンなどの「コハク酸エステル型ステロイド」は避ける。リン酸エステル型の注射剤は、水溶性ハイドロコートン®とデカ

ドロン®であり、選択できるときはこれらを選択する。

　しかしこうした留意をするのは点滴投与の場合であって、経口ならばあまり心配はないとされている。

1)　厚生労働省重篤副作用疾患別対応マニュアル：非ステロイド性抗炎症薬による喘息発作．http://www.mhlw.go.jp/topics/2006/11/dl/tp1122-1b05.pdf［2021年12月27日確認］

2 薬疹

Q 抗菌薬を点滴したら、体幹や四肢に皮疹が出てしまい、一応ステロイドを行こうということになりました。どういう処方をしたらいいですか？

Q 外来で抗菌薬を処方して1週間後に再診を指示していたが、体に発疹が出たと言って臨時受診してきました。どういう処方にしたらいいですか？

🐾 薬疹が出やすい薬剤を知っておくことは重要（抗菌薬や抗てんかん薬など）

🐾 皮疹のぱっと見のひどさが重症度と素直に相関するので、視診を重視するが、発熱や倦怠感が強いなどがあれば血液検査を行いたい

🐾 ステロイドは1〜3週間くらいは投与した方がいいと思うが、それがためらわれる（ほど軽症）ならば、ステロイド外用をしっかり使うと良い

6

とっさのとき

疾患・病態別：知っていると

外来診療で役に立つ病態

パルスや大量ステロイドは

ちょっとためらう病態

トラブルシューティング

Rp.2-1　ややひどいが、薬疹とすぐわかり被疑薬をすぐ中止できた場合

1) プレドニン®（ 5 ） 6 錠 分 1

　　　　　　　　　　　夕食後　　…1日分（すぐ服用）

2) プレドニン®（ 5 ） 4 錠 分 2

　　　　　　　　　　　朝・夕食後　…2日分

3) プレドニン®（ 5 ） 2 錠 分 2

　　　　　　　　　　　朝・夕食後　…2日分

4) プレドニン®（ 5 ） 1 錠 分 1

　　　　　　　　　　　朝食後　　　…2日分

5) アレロック®（ 5 ） 2 錠 分 2

　　　　　　　　　　　朝・夕食後　…7日分

Base：　型 3 - 1 改（147頁）

Rp.2-2 あまりひどくなくすぐ薬疹を認識できたが、患者が心配して
受診した場合

〈点滴〉

ソル・メドロール® 40mg

生理食塩水 250ml

　　　　　1時間かけて点滴静注

〈処方〉

1）ジルテック®（10）1錠 分1

　　　　　寝る前 …7日分

2）《外用》アンテベート軟膏0.05% 30g

　　　　　1日2回 赤いところ・かゆいところに塗る

Base： 型2-1 （144頁）

　薬疹の診療の要諦は、「それ（皮疹）が薬疹とわかり、その原因
薬剤を即座に中止すること」にある。これができれば治療は軽く、
短くできる。

　前頁のRp.2-1は、「ややひどいが、薬疹とすぐわかり被疑薬を
すぐ中止できた場合」のサンプル処方である。これはアレロック
®を除けば、ステロイド部分は、Part 5の型3-1改と同じである。
ただ、これを適用する場合は「抗菌薬投与数日で皮疹発症」くら
い因果が明快であって欲しい。

　薬疹発症の頻度が高い薬剤を**表1**に示す。

表1　薬疹発症の頻度が高い薬剤

□　アモキシシリン、アンピシリン、ST合剤、ペニシリンG、セファロスポリン系
□　ラモトリギン、カルバマゼピン、フェニトイン

　もちろんアロプリノールなど、この表以外の薬剤も被疑薬になる。たとえばNSAIDsやアロプリノールでもあり得る。薬疹が出てしまった患者からすれば、頻度も何もその薬剤が（他人はどうあれ）すべてである。つまり、薬疹は全薬剤で生じ得るとしておいた方がいいと思われる。

対処法からみた薬疹の臨床的な分類

薬疹[1)] を分類する試みはあるが、

- まぁよくみるふつうの薬疹（中毒疹）
- やや特殊な薬疹
- ひどめの薬疹

くらいに分類しておくほうが実践的だと思う。

まあよくみる普通の薬疹（中毒疹）

「まぁよくみるふつうの薬疹」の典型は、抗菌薬投与数日以内くらいで、体幹から始まる軽度〜中等度の掻痒を伴う斑状紅斑が四肢にも及んでいくような発症・進展様式をとり、被疑薬中止で割とすぐ事なきを得られるものをイメージしている。ここで、粘膜症状は「有無」で捉えずグラデーションで捉えたい。たとえば軽

度の目の充血くらいだけなら薬疹としては軽度と捉えるし、ひどい口腔粘膜病変や咽頭つかえ感、気管支狭窄があれば十分ひどい薬疹と考えていいだろう。軽度の下痢くらいは軽症と思えるが、下痢の有無ではなく下痢自体がひどければ薬疹としてはひどいとするだろう。即時性も重要で、被疑薬投与同日の発症で皮疹の進展が速いものはアナフィラキシーに準じたほうがいいが、同日であっても数時間以上だった後での発症で、しかも粘膜症状がなく皮疹も軽度であればアナフィラキシーとまでは扱わないかもしれない。

　これらの幅の中で程度の高低を把握し、治療の強さを決める。それなりにひどいな・やっちゃったなと思えば、ステロイドの全身投与に踏み切り、たとえば **Rp.2-1** を採用するし、あまりひどくないが患者が対処を望んでいるなと思えばたとえば **Rp.2-2** を採用する。

やや特殊な薬疹

　「やや特殊な薬疹」という呼び方の意味合いは、Ⅲ型アレルギーの機序が絡んでいそうなものを指しているつもりである。この判断に際して特殊な検査があるわけではない。経過で捉える。バラツキはあるだろうが、5〜14日間くらい被疑薬の投与がなされて、典型的には発熱や炎症反応、あるいはトランスアミナーゼ上昇やリンパ節腫脹を伴うような薬疹の場合は、定義はともかく DRESS（Drug rash with eosinophilia and systemic symptom）[2] あるいは DIHS（薬剤過敏性症候群 Drug-induced hypersensitivity syndrome）と呼んだりする。定義が重要だと思えば各種成書や文献を個々で当

たって欲しい。

　臨床的にはざっくり、「**平均7〜10日間くらい服用続けた薬剤**を被疑薬として発症した、比較的範囲の広い、やや全身症状を伴った薬疹…（＊）」と捉えると良い（点滴の場合はそれより数日早い）。この場合は、**Rp.2-2**くらいの対処では抑えきれない。**Rp.2-1**でも、日数が短く心もとない。そこで、Part 5の**型3-2改**や**型3-3**を採用すると良い。そこで**表2**のような計画を想定する。

表2　（＊）のタイプの薬疹の最初に設定するステロイド処方の全体図

```
1）プレドニン®（5）6錠 分2
                          朝・夕食後　…4日
2）プレドニン®（5）4錠 分2
                          朝・夕食後　…4日
3）プレドニン®（5）3錠 分2（2-1）
                          朝・夕食後　…2日
4）プレドニン®（5）2錠 分2
                          朝・夕食後　…2日
5）プレドニン®（5）1錠 分1
                          朝食後　　　…2日
```

Base：　型3-2改（149頁）

　ここでシミュレートしているのはそれなりにやや心配な薬疹であるので、（この計画図では合計2週間になっているが）数日後あ

るいは1週後に再診させることをする。そこで処方箋としては以下のRp.2-3を提案する。

Rp.2-3

1）プレドニン®（5）6錠　分2
朝・夕食後　…4日分
2）プレドニン®（5）4錠 分2
朝・夕食後　…3日分
3）アレロック®（5）2錠 分2
朝・夕食後　…7日分
4）《外用》ネリゾナクリーム0.1%　30g
1日2回　赤いところ・かゆいところに塗る

Base：　型3-3の前半部分（150頁）

このRp.2-3を使ってまず数日〜1週間みて、薬疹の勢い・治療反応性をみるというのをお勧めする。再診時に一段良くなっていれば「まぁよくみるふつうの薬疹」という扱いとしていい（クラスダウン）かもしれないし、全然治らないor悪化の一途というのであれば、次項の「ひどめの薬疹」にクラスアップして扱ってもいいだろう。

ひどめの薬疹

「ひどめの薬疹」というのは、いわゆる重症薬疹のことである。

6

とっさのとき

疾患・病態別…知っていると
外来診療で役に立つ病態

パルスや大量ステロイドは
ちょっとためらう病態

トラブルシューティング

上記DRESSあるいはDRESS類似の臨床像、すなわち（＊）の"程度のひどいバージョン"も含めても良い。これに、Stevens-Johnson syndrome and toxic epidermal necrolysis（SJS-TEN）と急性汎発性発疹性膿疱症（Acute generalized exanthematous pustulosis: AGEP）を加えておく。これらの病態をひとりでマニュアル的に対処することはないだろうからそれぞれを詳述はしない。やはり各種成書や文献を当たって欲しい。

　「ひどめの薬疹」を認識したら入院を考える。安静、観察、輸液、全身ステロイド投与が必要になるだろう。処方例としてはRp.2-4を示す。

Rp.2-4　重症薬疹へステロイド治療例

1）プレドニン®（5）8錠 分2
朝・夕食後　…7日分
2）プレドニン®（5）6錠 分2
朝・夕食後　…7日分
3）プレドニン®（5）4錠 分2
朝・夕食後　…7日分
4）プレドニン®（5）2錠 分2
朝・夕食後　…7日分
5）プレドニン®（5）1錠 分1
朝食後　　…7日分

　他書で、この **Rp.2-4** よりも 1 日量が少なく、投与期間も短い処方例を提示し、「ダメならパルス」のような戦略を提案しているものがあった（"ダメなら"とか考えるほど猶予はないと思う……）。本来なら重症だと思った時点で、早い段階で強い反応を頭打ちにせねばならず、もしどうしても内服ステロイドの 1 日量をそんなに少なくしたければせめて最初にパルスをして欲しい。が、パルスは副作用もあり死に瀕した患者に導入したいところである。「少なめスタート、追っかけ増量」はあまりスマートな治療とならず、臨床現場でヒヤヒヤするだろうから個人的には勧められない。

1) Stern RS. Clinical practice. Exanthematous drug eruptions. N Engl J Med. 2012 Jun 28; 366（26）: 2492-501. PMID: 22738099
2) Kardaun SH, et al. Drug reaction with eosinophilia and systemic symptoms（DRESS）: an original multisystem adverse drug reaction. Results from the prospective RegiSCAR study. Br J Dermatol. 2013 ;169（5）: 1071-80. PMID: 23855313

Q 喘息発作と思われる患者に、とりあえず点滴をしようということになりました。どういう処方にしますか？

🐾「ほんとに喘息発作？」などと言い出すと、ありがちな教科書になってしまうのでここでは端折るが、実際には重要な問いである

🐾本当に喘息発作であれば、「まずステロイド」ではなく「まずはネブライザー」である

🐾ステロイドは、速やかにその場の気道炎症を抑えるという意味もあるが、（外来であれば）むしろ帰宅後その夜にまたひどい発作にならずに済むようにという意味合いが強い

基本の処方

Rp.3-1　気管支喘息発作に対して外来でその場で行う処方

〈ネブライザー吸入〉
ベネトリン® 吸入液0.5%　1回0.3mlを吸入

〈点滴〉
ソル・メドロール® 80mg

生理食塩水 250ml

　　　　　　1時間かけて点滴静注

Base：　型2-1（144頁）

Rp.3-2　Rp.3-1を実施後、処方して1週後に来てもらうときの処方

1）プレドニン®（5）8錠 分2

　　　　　朝・夕食後　…1日分

2）プレドニン®（5）6錠 分2

　　　　　朝・夕食後　…2日分

3）プレドニン®（5）4錠 分2

　　　　　朝・夕食後　…2日分

4）プレドニン®（5）2錠 分2

　　　　　朝・夕食後　…2日分

Base：　型3-1（146頁）

　Rp.3-1で示した**〈吸入〉の治療は重要**である。喘息発作では、サルブタモール（ベネトリン®吸入液0.5%）のような短時間作用型のβ2アドレナリン受容体刺激剤を**すぐに使ったほうが良い。点滴より優先されるべき**である。2〜3回くり返しても良い。

　以下は、これよりも「軽い・ひどい」にわけて説明する。

もっと軽いとき

　外来でネブライザー、点滴を行い、定時ステロイド吸入＋ロイコトリエン受容体拮抗薬を処方する。そこにプロカテロール（メプチン®エアー）のような短時間型のβ2刺激薬を処方し頓用吸入させれば良い。**Rp.3-3** に処方例を示す。

　もちろんこれにステロイドを併用しても良い。

Rp.3-3　ごく軽い喘息発作のときの処方

1）シングレア®（10）1錠 分1
寝る前 …14日分
2）レルベア® 200エリプタ14吸入用　1個
1回1吸入　寝る前
3）（頓用）メプチン® エアー10μg吸入100回　1個
苦しいとき 1回2吸入 1日4回まで吸入

もっとひどいとき

　ひどければ入院したほうがいい。たとえば当直で喘息発作の患者を入院させたときに、まず指示する処方例**Rp.3-4** に示す。

6

とっさのとき

疾患・病態別：知っていると

外来診療で役に立つ病態

パルスや大量ステロイドは

ちょっとためらう病態

トラブルシューティング

Rp.3- 4　喘息入院のときの点滴処方（入院担当医に引き継ぐまで）

〈ネブライザー吸入〉

ベネトリン® 吸入液0.5%　1回0.3mlをネブライザー吸入

　　　　　　　朝と晩

〈点滴〉

ソル・メドロール® 40mg

生理食塩水 100ml

　　　　　12時間おきに1時間かけて点滴静注

ステコラ

「ソル・」はどういう意味?

　ソル・メドロール®という名称の由来は、同剤のインタビューフォームによると、「水溶性(soluble ソルブル)＋メチルプレドニゾロン→ソル・メドロールとした」とある。てっきり"コスタ・デル・ソル"とか、"Sol（太陽神）"のような太陽的な意味に由来していると思っていたので拍子抜けした。「・」は忘れずに入れるようにしたい。

4 ずっとステロイドを飲んでいる人が飲めなくなったら

Q 毎日プレドニン®5mg飲んでいる人が入院して絶食になりますが、ステロイドを点滴でどうしたらいいですか？

🐾 これは小手先で「あぁ、点滴にする時はね〜」のように対応するのはダメで、ステロイドを慢性的に服用している「理由」を把握することがまず重要

🐾 つまり原病がどうなっているかが大事で、原疾患が落ち着いているときは等力価程度で無難に置き換えれば良いが、ステロイドを使って原疾患を絶賛治療中のときは、その原疾患をコントロールしている主治医にすぐ連絡を取った方がいい

🐾 また一般に、経口ステロイドがなぜできなくなるか・できなくなったか、はかなり重要で、入院の前からステロイド内服が途切れていた可能性を考えることもある

経口困難のとき

Rp.4-1 経口プレドニン®（5）を1日1錠服用している人で、経口困難になって点滴にただ切り替えたいとき

水溶性プレドニン® 10mg
生理食塩水100ml
1日1回　30分で点滴静注

実臨床では、慢性の内服ステロイド途絶えただけで「カバーだ！！」とざわつくこともないことが多い。あわてず対処したい。

個人的には「内服の1-2倍の量にする」ことと「注射製剤のバイアルの規格に合わせる」ことを程よく両立させて処方を決めることが多い。例えば水溶性プレドニン®は、規格が10mgや20mgがよく採用されているので、5mg単位での調節は半端になる。いま維持ステロイドが経口プレドニン®で1日5mgだとしたら、その1-2倍、すなわち5〜10mgの間でハマりの良い注射製剤の量を設定する。「10mg製剤の水溶性プレドニン®」を使うとして、この場合の処方例が**Rp.4-1**に相当する。

副腎不全の徴候がある

Rp.4-2 経口プレドニン®（5）を1日1錠服用している人で、内服が途切れてしまいかつ臨床的に副腎不全の徴候があるとき

水溶性プレドニン® 10mg
生理食塩水100ml
1日2回 12時間おきに30分で点滴静注

Base： **型6-3「梅」**（161頁）

Rp.4-2で示した「臨床的に副腎不全の徴候がある」を説明する。臨床的に副腎不全の徴候があるかどうか、個人的に重視するのは**低ナトリウム血症と高カリウム血症**である。CRPも上がって

いることは多い。好酸球が上がることが教科書的だが、実際には上昇と言えるほどは変化せず、せめて「0％にはならない」くらいに捉える程度でいいかもしれない。血圧低下は必須ではなく、血圧低下があれば普通に敗血症などに準じて動いた方がいい。

　症状は特に強くないが、まあ副腎不全にはなっているだろうなと判断する場面というのが臨床では必ずあるのである。このとき、Part 5 のステロイドカバーを説明したページの「梅」くらいのストレス量と考えて型.6-3『梅』くらいの処方を設定すればよい。すなわち、ヒドロコルチゾンで1日25mg×3＝75mg/日だとすれば、これをプレドニゾロン換算では 75mg÷（5/20）＝18.75mg/日のプレドニゾロンとすればよく、現実に利用できるバイアル製剤を使って一番キリの良いのは、水溶性プレドニンを1日20mg使うことだろう。この時の処方例がRp.4-2 に相当する。

5 浮腫をとるということ

Q "浮腫にステロイド"をいこうということになったのですが、これはアリなんでしょうか？ 学生時代に習わなかったです

- これはありといえばありである。ただし、かなり切迫した状況での話。
- エビデンスがあるといえばあるし、ないといえばない、…というようないかにも臨床っぽい話でもある
- 処方を決断するときの"マインド"は、「パルス療法」を決断するときに近い。

抜管後喉頭浮腫

Rp.5-1　抜管後喉頭浮腫の予防のためのステロイド

> 抜管8〜12時間前から、
> ソル・メドロール® 40mg
> ――――――――――――――――――――――――――
> 生理食塩水100ml
> ――――――――――――――――――――――――――
> 　　　　4時間おきに30分で点滴静注（合計3〜4回投与）

　抜管後の喉頭浮腫を予防するためのステロイド治療、というものがあるのは知っておくべきだが、施設などによってその適応や処方・投与法にはばらつきがあるのでそれに従うべきである。

Rp.5-1 は処方例だが、このような半日前からの頻回投与がためらわれるなら、Rp.5-1 改抜管数時間前の単回投与でも良い[1,2]。

Rp.5-1 改　抜管後喉頭浮腫の予防のためのステロイド（単回投与）

抜管 4 時間前に、
ソル・メドロール® 40mg
生理食塩水100ml
30分で点滴静注

Base：　型2-1（144頁）の半量を半分の時間で

1) Cheng KC, et al. Intravenous injection of methylprednisolone reduces the incidence of postextubation stridor in intensive care unit patients. Crit Care Med. 2006 May; 34（5）: 1345-50. Erratum in: Crit Care Med. 2007 May; 35（5）: 1454. PMID: 16540947.

2) Cheng KC, et al. Methylprednisolone reduces the rates of postextubation stridor and reintubation associated with attenuated cytokine responses in critically ill patients. Minerva Anestesiol. 2011 May; 77（5）: 503-9. PMID: 21540805; PMCID: PMC3929386.

悪性腫瘍による脊髄圧迫

Rp.5-2　悪性腫瘍による脊髄圧迫

認識したら、

デカドロン® （6.6mg）15A（＝99mg）

生理食塩水250ml

1時間で点滴静注

24時間以内に主治医、放射線治療医をコール

それができないとき上記投与24時間以内に、

デカドロン® （6.6mg）3A（＝19.8mg）

生理食塩水250ml

病状に合わせて6～24時間おきに　1時間で点滴静注

　いわゆるオンコロジックエマージェンシーである。したがって、ステロイドパルス的な考え方となり、細かい用量や投与法や期間などが話題になりにくい。とにかく行くか・行かないか、そして後がないので行くなら大量に、のようになる。

　デキサメタゾン100mgというのはかなり多いが、慣習的にこれを用いる。プレドニゾロン換算で1g、メチルプレドニゾロンで800mgである。要はパルスである。ただしこの緊急症をステロイドだけで乗り切れるはずもなく、緊急照射や外科手術を早々に行うことが治療になる。「デカドロン®を使ったパルス」と覚えてお

き、とにかく他科と速やかに連携することが大事で、**Rp.5-2** は時間稼ぎのための方策と思っていただきたい。

1) 佐藤将之, 他. 悪性腫瘍の脊髄圧迫神経症状に対するデキサメタゾン大量療法の有効性と副作用の検討, Palliative Care Research, 2013; 8 (1) : 515-22

転移性脳腫瘍による脳浮腫

Rp.5-3　転移性脳腫瘍による脳浮腫[1]

1) デカドロン® (0.5) 12錠 分1
朝食後 …3日分
2) デカドロン® (0.5) 8錠 分1
朝食後 …2日分
2) デカドロン® (0.5) 4錠 分1
朝食後 …2日分

　この領域は脳外科の領域だろう。こちらもデカドロン®を使うことが多く、**Rp.5-3** を処方例とした。意識障害や脳ヘルニアの度合いによっては、初期量のデカドロン®を12錠＝6 mgではなく、16錠（＝8 mg）あるいは32錠（＝16mg）を使用することもある。

1) Soffietti R, et al. EFNS Guidelines on diagnosis and treatment of brain metastases: report of an EFNS Task Force. Eur J Neurol. 2006 Jul; 13 (7) : 674-81. PMID: 16834697.

6

とっさのとき

疾患・病態別：知っていると
外来診療で役に立つ病態

パルスや大量ステロイドは
ちょっとためらう病態

トラブルシューティング

6 専門医に受診するまでの間に必要なステロイド処方

Q 内科や外科疾患以外でもステロイド結構使いますよね。外来だと Bell 麻痺とか来てしまうこともあるんですが、すぐ耳鼻科に行かせられないときとかどうしたらいいですか

🐾 余裕がある病態であれば、その当該科に速やかに行ってもらえばいいが、アクセスの問題などがありどうにも難しいときがある。

🐾 特に耳鼻科領域は、感覚器に関連する症状であり、いずれは必ず耳鼻科に受診させるとしても、その受診までは初診医自身がステロイドを処方すべきだという私見を持っている（※こわい判例もある）。

🐾 単純な使用法であるから、処方経験を持っておくと良い

（こわい判例）
平成15（ワ）5296　損害賠償請求事件（医療）
平成17年6月30日　名古屋地方裁判所
https://www.courts.go.jp/app/files/hanrei_jp/475/007475_hanrei.pdf

Bell 麻痺（顔面神経麻痺）

　ずっと慣習的に投与されていた Bell 麻痺へのステロイド治療が2007年の Sullivan らのスタディで確立されたと言える。処方例を Rp.6-1 に示す。

Rp.6-1　Bell 麻痺のステロイド：「Sullivan の処方」[1]

プレドニン® （5）10錠 分2
朝・夕食後　…10日分

　さらに2013年にはLeeら[2] により、重症Bell麻痺にはステロイドに加え抗ウイルス薬を併用すると神経予後が良いというエビデンスが示された。個人的にはこのスタディの時のステロイド治療のレジメンがおすすめである。

Rp.6-1 改　Bell 麻痺のステロイド：「Lee の処方」[1]

1）メドロール® （4）16錠 分2
　　　　　朝・夕食後　…4日分
2）メドロール® （4）12錠 分2
　　　　　朝・夕食後　…2日分
3）メドロール® （4）8錠 分2
　　　　　朝・夕食後　…2日分
4）メドロール® （4）4錠 分2
　　　　　朝・夕食後　…2日分

以下を併用：
ファムビル® （250）3錠 分3
　　　　　毎食後　…7日分

これは初期量をプレドニゾロン換算で80mg/日とし、10日間かけて階段状に漸減するやり方である。**メドロール®を使い、64mg/日を4日、48mg/日を2日、32mg/日を2日、16mg/日を2日で合計10日間の治療**となる。なおファムビル®は、単純疱疹に対しては本邦の保険上は5日間であることと、腎機能障害時には用量を調節する必要があることに留意する。

1) Sullivan FM, et al. Early treatment with prednisolone or acyclovir in Bell's palsy. N Engl J Med. 2007 Oct 18; 357 (16) : 1598-607. PMID: 17942873.
2) Lee HY, et al. Steroid-antiviral treatment improves the recovery rate in patients with severe Bell's palsy. Am J Med. 2013 Apr; 126 (4) : 336-41. PMID: 23394867.

突発性難聴

いわゆる「批判的吟味」をしてしまうと、突発性難聴へのステロイドは「確立されていない」となるようだが、患者や患者の家族がそういう「難しい話」を診察室でしっかりすぐに理解できるはずもなく、後になってもし聴力の具合が思わしくないという結果になってしまったときに、「全力を尽くさなかった」と否定的に回顧されてしまうと、禍根を残す。患者の感情は、エビデンスでは勝てないことがあるということを念頭に置き、臨床医は何科であっても突発性難聴に対してステロイド治療の選択肢を残しておくことが必要だと思われる。

米国のガイドライン[1]では、prednisoneの場合は1mg/kg/日（最大60mg）から開始しその量を4日続け、以後2日ごとに10mgずつ減量し、7-14日間ほどの治療期間とすることを推奨している。

ただしガイドラインの原著の中に「分割しない」となぜか明記されてあり、個人的にはやや変法であるなあという印象を持つ（ガイドライン原著にもその理由の解説がない。prednisoneだからだろうか）。一応それに従ったやり方でプレドニゾロンに置き換えた処方例を Rp.6-2 に示す。ただし、6）以外は**「分2」でも良い**と考える。ガイドラインには他にデキサメタゾンの選択肢も記載があるが、「10mg/d」とありこれはプレドニゾロン換算で100mg/日であり少々ためらう。

Rp.6-2 「AAO-HNS式」突発性難聴12日間コース

体重50kgとして、
1）プレドニン®（5）10錠 分1
- -
　　　　　夕食後　　…1日分（すぐ服用）
2）プレドニン®（5）10錠 分1
- -
　　　　　朝食後　…3日分
3）プレドニン®（5）8錠 分1
- -
　　　　　朝食後　…2日分
4）プレドニン®（5）6錠 分1
- -
　　　　　朝食後　…2日分
5）プレドニン®（5）4錠 分1
- -
　　　　　朝食後　…2日分
6）プレドニン®（5）2錠 分1
- -
　　　　　朝食後　…2日分

Base：　型3-1　（146頁）

1) Stachler RJ, et al.; American Academy of Otolaryngology-Head and Neck Surgery. Clinical practice guideline: sudden hearing loss. Otolaryngol Head Neck Surg. 2012 Mar; 146（3 Suppl）: S1-35. PMID: 22383545.

視神経炎

　視神経炎はかなり眼科領域に特化した話かもしれず、あまり関わりのない項目かもしれない。視力低下→眼科受診→視神経炎→パルス、流れが普通であろう。「急性特発性視神経炎」という言葉はあるものの、（内科医だからか）個人的には"目に限局した多発性硬化症"という捉え方をしているので、視神経炎と聞くと多発性硬化症を意識してしまって緊張する。

　「視神経炎なので内科でパルスお願い」と眼科医から言われたことは自分の経験ではなかったと思うが、そういうときのため、あるいは一部の眼科医のために処方例を掲載する。というか、いわゆる「コンベンショナル・パルス」で良い。

Rp.6-3　「コンベンショナル・パルス」

ソル・メドロール® 1g
生理食塩水 250ml
2時間かけて点滴静注，1日1回 3日間

Base：　型1-1（139頁）

　日本精神神経学会「多発性硬化症・視神経脊髄炎診療ガイドライン2017」によれば、別個の見出しでの強い推奨というわけでは

ないが、後療法の有用性について記述はしてあり推奨をほのめか
している。ただし具体的な処方例の提示はない。

7 ▶ 生命の危機…

Q けっこう厳しいけど、もう行くしかないでしょ…みたいな
ときにステロイドを処方する場面を見かけるんですけどど
んなもんでしょう？

- 🐾 ただ「生命の危機」だけでステロイドの適応があるわけで
  はない
- 🐾 "炎症そのもの"にやられているに違いないと思われるとき
  は、ステロイドを繰り出すということをすることもある
- 🐾 診療科の境界線をまたがるアセスメントが必要になること
  が多く、生命の危機の中にあっても、どのような病態でそ
  れが起こっているかを見抜くことが重要である

免疫が関与する強力な敵との戦い方の原則

　免疫を介することによって体に著しく負担なことが起きている
とき、それが直接的には各種サイトカインやインターフェロン、
異常なリンパ球、臓器侵襲的な自己抗体の存在、あるいは好酸球
などによって全身症状および臓器症状が生じ、さらにそれによっ
て「しんどさ」を感じていることになる。よって、患者のみなら
ず、臨床医としてもついこの「末端（**図1**）」にあるサイトカイン
やら抗体やらをとにかく何とかしたいという気持ちになってしま

う。

　本書でもこれまで述べてきたが、例えばステロイドパルス療法などは、著しい炎症を即時的に抑える治療法だと述べ、その有益性を説明してきた。しかしながらそれは実際には"場当たり的"で、上流、つまり末端に向かってサイトカインなどを出動させている側である免疫の中枢本部（制御機構）の「異常」がコントロールされていないと、すぐまた悪くなる。なぜなら、この病的になっている中枢本部は、治療されないでいる限り異常であり続けるので、せっかく出動させた末端部隊たちがパルスなどによって一掃されてしまったら、本部はびっくりしてまた（それはもう大量の）末端部隊を急激に送り出すだろうからである。それは生体にとって非常に不都合である。

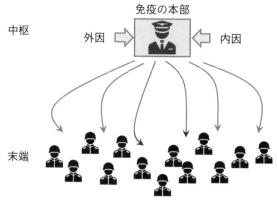

図1　免疫中枢の反応

したがって、免疫が関与する危険な病態を治療するときに実は意識すべきは、臓器的にどこがやられているという議論の裏に隠れがちな、「親玉（本部）は一体どうなってるんだ」という点のほうである。

　つまり、免疫でいう上流にあたる「本部」の異常がちゃんと制御されていないと、パルスなんてしたっていつまでたっても治らないばかりか、パルスのような掃討作戦的な治療によって末端部隊がいなくなるとかえって"悪〜い"フィードバックがかかり（というかネガティブフィードバックが途絶えて）、ともすると治療前よりも大量の炎症関連因子を末端に呼び戻してしまうというわけである。

　こういう"不都合な"理論が示唆された最近のstudyがある。ECMO使用レベルのCovid-19重症例における研究[1]でそれによると、Covid-19患者への免疫吸着療法が「無効」ではなく「14倍も生命予後を悪化させた」という、ひどい結果であった。やはり**末端のサイトカインだけ"掃討"してしまうと、作っている側の免疫はもっと頑張ってしまいかえって事態を悪くする**、という理屈がうかがえる。つまり親玉（**図1**でいう免疫の本部）の異常を治す（抑制する・制御する）ことをしないといけないのである。

　実臨床では、直接悪さしているサイトカイン等を抑制しつつも、きちんと・適切におおもとの免疫異常の要因を見極め、それこそを治さないといけない。

　ちなみにCovid-19のマネジメントが難しかった（少なくとも

2020-21年）のは、はっきり言って抗ウイルス治療が頼りなかったからであると思う。いくらデキサメタゾンで過剰な炎症を抑えようともそれがウイルス除去には繋がってはないのは自明であろう（ウイルス感染症なのだから）。Covid-19のマネジメントに際し、パルス的な大量療法が導入されなかったのは（少なくとも王道にならなかったのは）、かえってパルスで悪化するのかもしれないという臨床諸家たちの経験と現場感があったからだ。パルスで下流の炎症を抑えても、良い抗ウイルス薬がないためにウイルス除去が捗らず、上流部ではいつまでもサイトカインが産生し続けてしまい結果としてかえってリバウンド的に炎症が産生されてしまっていたのかもしれない。

　（ちなみにパルス自体を忌避・否定しているのではなく、それを最適に使うことができればむしろ良い武器になるだろうと思っている）

　無理やり一般化してまとめると、

- 本丸の免疫異常がある場合やウイルスなどといった"病原"が除去あるいは制御されていない場合に、ステロイドパルスのような「強い治療」がなされるとその場のサイトカインや抗体を抑えただけになり、後から有害になるかもしれない（強すぎる治療がかえってその後の事態を悪くする可能性がある）。
- 自分が繰り出そうとしているステロイドパルスのような

強い治療が、目先のサイトカインや抗体を抑えるだけで
なく、本丸の免疫異常を抑制することと兼ねられている
ならば、それは良い治療かもしれない。

1) Supady A, et al. Cytokine adsorption in patients with severe COVID-19 pneumonia requiring extracorporeal membrane oxygenation（CYCOV）: a single centre, open-label, randomised, controlled trial. Lancet Respir Med. 2021 Jul; 9（7）: 755-762. PMID: 34000236; PMCID: PMC8121541. Erratum in: Lancet Respir Med. 2021 Jul; 9（7）: e62. PMID: 34097911

脳炎・脳症

　意識混濁が起こる、強い（派手な）精神症状起こる、痙攣する、などの急性の激しい神経・精神症状というのは、よほど慣れていないと臨床医を動揺させるであろう。実際には生命の危機ではなくても、（その臨床医の）頭の中でピンチを感じてしまえば冷静でいられなくなる、そのときのために、自分のストラテジーを前もって考えておかねばならない。

　免疫が関与する急性の脳炎・脳症かもと臨床医が考えるのは、上記のような症状があっても脳血管障害や頭蓋内の器質的病変が見当たらないときであろう[1]。また神経内科領域では、多発性硬化症をはじめ神経救急病態にはステロイドパルスが汎用される（Rp.7-1）。

Rp.7- 1 　「コンベンショナル・パルス」

ソル・メドロール® 1g
生理食塩水 250ml
２時間かけて点滴静注，１日１回 ３日間

Base： 　型1-1 （139頁）

　ここで、普通に起こる疑問として、パルスだけでいいのか、その後も何らかのステロイド治療を続けなくていいのか、という問題である。一番雑な回答をすれば「病態次第」ということになる。ただしそれだと個別性が高すぎるし、ガイドラインを紐解いても処方例やストラテジーの明記はない。そこで**図2**のように考える。

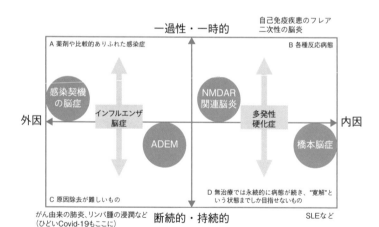

図2　脳炎・脳症病態の分類の試み（私案）

まず病態の発現が、**外因か内因か**に大まかにわけ、そのそれぞれの病態が時間経過として**一過性で一時的なものなのか、断続的・持続的なものなのか**でさらにわけ、ざっくり4分割にする。

　図中に示す個別の病態名は、あくまでサンプルである。例えば急性散在性脳脊髄膜炎（ADEM）は感染症などの外因を契機に免疫病態が惹起されて脳に脱髄が起きる疾患だが、軽症であって支持療法のみ（あるいはパルスの反復のみ）で軽快することもあれば、事の事態を鑑みてしっかりと治療介入（後療法や血漿交換、IVIgなど）をすることもあるだろう。そのようなまちまちと思える病態をサンプルとして選び、図中のサークルの位置関係として表現した。一方インフルエンザ脳症は宿主の免疫応答の個人差が著しく、病状の重さも個別性が強いと思われる（インフルエンザ側の病原性や、ワクチン接種の有無などもあるだろう）。一晩だけの一過性の脳症で終わるものもあれば、ステロイドパルスなどを要する重い病態になることもある。そのことを両端に矢頭のある矢印で表現してみた。内因の側の多発性硬化症も同じ見方である。

　ステロイド治療をどうするかという問題提起に戻る。どこをどう抑えたいかを考えると見えてくるものがある。例えばパルスを行きたくなるほどに追い込まれた状態にあったとき、病態の本質部分が免疫の「本部・おおもと」にあると思われたとする。そこを治療の標的に含めるとして、その病態が（持続的ではなく）一過性の病態だと思えたならば、しばらくの間パルスで時間稼ぎをすれば良い。下流（末梢＝血管内や臓器など）で暴れているサイ

トカインなどをパルスで減らしておいて、後は自然と親玉の異常が自然軽快するのを待っていれば良いのである。台風が過ぎ去るのを凌ぐイメージである。つまりこの場合は、次の図3で示したように、（パルスをやりたいというほどなのであるから）単発のパルスを適宜やれば良いということになる。単発のパルスというのは俗にいう"1クール"である。

一方、**図3**の下側、つまり断続的・持続的な病態なのであれば、自然に親玉の異常が改善することはな・い・ので、パルスだけでは駄目で、（Covid-19がそうだったように）"病因"を除去していないと、強い抗炎症治療だけするとかえって有害になるかもしれない。

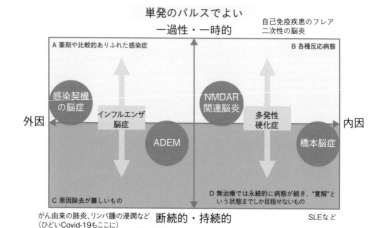

図3　単発のパルスでよいか、どうか

必ず根本治療あるいは後療法が必須であると考えたほうが良い。

　ここで、**図2**各セルの中に何が入ってくるか早く知りたいと思っているかもしれないが、この一連の概念図での説明を頑張ってやや抽象的に捉えておいた方が良い。ここのモヤっと感を乗り越えると、皆が望んでいる「ステロイドを使えるようになる」が本当の意味でできるようになってくると信じている。

　またこれらの図は「非血管性の脳神経・精神系の急性病態」に特化したように書いたが、神経以外の各診療領域に当てはめて、図中の病名・病態を置き換えて考えてみても良い。具体的な例示が少ないこと気にされる諸氏もいるかもしれないが、個別からも原理を抽象的に学べるはずである。

1)　Graus F, et al. A clinical approach to diagnosis of autoimmune encephalitis. Lancet Neurol 2016 Apr;15（4）:391-404. PMID: 26906964; PMCID: PMC5066574

Rp.7-2　「変法パルス」

1）ソル・メドロール® 250mg

生理食塩水 100ml

　　　　1時間かけて点滴静注、1日4回6時間おき　2日間

2）ソル・メドロール® 125mg

生理食塩水 100ml

　　　　1時間かけて点滴静注、1日4回6時間おき　2日間

3）ソル・メドロール® 125mg

生理食塩水 100ml

　　　　1時間かけて点滴静注、1日3回8時間おき　2日間

4）ソル・メドロール® 80mg

生理食塩水 100ml

　　　　1時間かけて点滴静注、1日3回8時間おき　2日間

5）ソル・メドロール® 40mg

生理食塩水 100ml

　　　　1時間かけて点滴静注、1日3回8時間おき　2日間

Base：　型1-2改「変法パルス」（141頁）

この病態を認識したら、治療開始は急いだほうが良い。血小板減少が著しく、LDHやフェリチンが高ければなおさらである。型の1-2改「変法パルス」を掲載しておく。皆、敗血症や「髄膜炎疑い」にはあんなに謎に素速く動くのに、血球貪食症候群はなぜか脚と腰が重い。

　もちろん様々な個別の事情はあって、例えば急性HIV感染症でウイルス量が強烈に多いときに併発した血球貪食症候群でARTなしにステロイドをそんなにすぐ行って良いのかとか、病像のメインがリンパ腫であってまだそこまで深くない血球貪食症候群を併発している場合とか。あるいは、SLEに伴う血球貪食症候群の重症度（治療反応性）はその患者の元のループス病態の重さに依存することが多いので、SLE自体が待てそうと思えば血球貪食症候群だからと緊急に動かなくていいとされればRp.7-2は強すぎるかもしれない、などである。

　一方で、全身型の若年性特発性関節炎の発症に際して起きる重度のサイトカインストームだとか、EBV関連の血球貪食症候群のように病因はウイルスだがそれを除去する手立てがないようなときには、やはり強い治療を急いだ方が良い。もし「パルスといえば3日じゃ！」という人のために、型「1-2 最強パルス」のレジメンを掲載しておく（Rp.7-3）。

　ただし、193頁で述べたように、大事なのは本丸の免疫異常やウイルスなどといった"病原"が除去あるいは制御されているかどうかである。ここまで強い治療を推しておいて何だが、ステロ

7

生命の危機…／血球貪食症候群／サイトカインストーム

イドパルスのような「強い治療」がかえって状況を悪くする可能性を頭に入れたい。特に、ここで引き合いに出した全身型の若年性特発性関節炎に伴うマクロファージ活性化症候群やEBV関連の血球貪食症候群は、とりわけその疾患制御が難しいため、**Rp.7-2**、**7-3**さえ行けば良いという発想をすることは危険と考えたほうがいい。免疫抑制薬やトシリズマブ、あるいはJAK阻害薬を導入するoptionについて早急に考えたほうがいいかもしれない。

Rp.7-3 　「最強パルス」

ソル・メドロール® 250mg
生理食塩水 250ml
2時間かけて点滴静注、1日4回6時間おき 3日間

Base： 　型1-2（140頁）

リウマチ膠原病性疾患の緊急症

　膠原病内科のステロイド治療は、専門科以外は立ち入ることが難しい。そんなように思っているかもしれない。ステロイドをいくのか、いかないのか。いくとしたらどれくらいを、どのくらいの期間いくのか。実はそのことそのものを考えることは、本書でもこれまでさんざん述べてきた。膠原病内科のあのわからなさは**病態を紐解くのが難しい**という点にあって、膠原病内科だから難しいステロイドの使い方をしているわけではない。

　そうなると、他科からみた「膠原病内科のあのわからなさ」は

至極当然で、例えば私が心臓カテーテル検査での冠動脈の造影パターンを見たときに、循環器専門医なら一瞥しただけで何が起こっていて何をしたら良いかわかっても、私の場合は5時間くらい同じ動画をリピートしてもよく分からないだろう。どの冠動脈が造影されているか・著しい狭窄があるか、くらいしか分からない。

　もう一度言うが、ここで言いたいのは、膠原病内科医にステロイドを使う機会が多いというだけで、専門医になるときに「ステロイドの使い方」を徹底的にトレーニングされるわけではないし、専門医試験に出題されるわけでもない。ステロイドをいくのか、いかないのか。いくとしたらどれくらいを、どのくらいの期間いくのか。このようなことを、病態（疾患）からいつも考えているだけである。

　そうはいっても、「これはさすがにすぐ治療でしょ」という場面をいくつか挙げ、簡単に解説する。繰り出す処方はRp.7-4か7-5のどちらかになる。

■これはすぐにステロイドだという状況で使うレシピ

Rp.7-4 「忖度パルス」（型）

初日（夕方から）： ソル・メドロール® 1g 生理食塩水 250ml 　　　　2時間かけて点滴静注 **2-3日目：** ソル・メドロール® 500mg 生理食塩水 250ml 　　　　2時間かけて点滴静注、1日2回12時間おき

Base： 型1-3 （142頁）

Rp.7-5 「さぁ、免疫抑制！ ～最初の処方～」（型）　体重50kgとして

プレドニン®（5）10錠 分2 　　　　朝・夕食後 …14日分

Base： 型5-1 （156頁）

●**不明熱・不明炎症で診られている人が、急にあるときどちらか
の足が弱り、つま先を上に上げることができなくなった**

　→これは血管炎による単神経炎です。

〈解説〉

　MPO-ANCAが高いなどの情報があればなおさらである。すぐに末梢神経伝導速度検査を行う方針とし、結果や実施を待たずに治療を始めた方がいい。Rp.7-5でいいと思われるが、進行が早いと感じたらRp.7-4でも恥ずかしくはない。

● 炎症反応や熱があって、採血ごとにBUN／クレアチニンが上がっていき、検尿ではたんぱく・潜血のほか、沈渣で色々な円柱が出現してしまっている

　→これはRPGN（急速進行性糸球体腎炎）です。

〈解説〉

　原病がなんであろうとパルス療法（Rp.7-4）になることが多い病態である。血液培養は実施していなければ必ずする。腎臓内科へのコンサルトは必須。

● ANCA血管炎で診ている患者が急に低酸素血症となり、肺CTで両側びまん性にすりガラス陰影を含む多彩な所見を呈した

　→これは肺胞出血です。ただし鑑別病態は多いです。

〈解説〉

　これがSLE患者でもそうかもしれない。いずれパルスとなり得る病態である。CTではすりガラスだけでなく、浸潤影や葉中心性粒状影など多彩な所見が混在・共存する。分布は中枢優位で胸膜直下まで届かない傾向が多い。鑑別病態が多いものの、初期か

ら「これは免疫抑制治療になる！」と意識することが大事である。

●皮膚筋炎の患者で見られる皮疹があって抗MDA5抗体が陽性である患者が、低酸素血症やすりガラス影が出現し始めた

→これは抗MDA5抗体症候群（抗MDA5抗体関連皮膚筋炎に伴う間質性肺炎）です。

〈解説〉

わずかな陰影であってもすぐ治療開始が必要。この触れ込みを膠原病医に言えば、すぐ診てくれる。Rp.7-5は必須としても、追加するオプション治療が非常に大事であるためなるべくすぐ診療科を移したほうがいい。その際参考になるのはフェリチン値である。後述するが「パルス単独」はやめたほうがいい（241頁）。

●SLEの患者が、頭痛や"せん妄（実際には意識障害）"、おかしな言動、どんどん移り変わる神経・精神症状を起こし始めた

→これはいわゆる精神・神経ループス（NP-SLE）です。

〈解説〉

すぐ治療開始が必要で、重度ならパルス（Rp.7-4）を行う。痙攣重積だったり、くも膜下出血だったり、統合失調症様だったり、易怒性亢進だったり、まったく身動きを取らないうつだったり。免疫抑制治療以外のことをしたくなるが、必要なのは免疫抑制治療である。

6

とっさのとき

疾患・病態別：知っていると
外来診療で役に立つ病態

パルスや大量ステロイドは
ちょっとためらう病態

トラブルシューティング

感染症（細菌性髄膜炎、ニューモシスチス肺炎）

　感染症にもステロイドを併用することがある。有名なのが細菌性髄膜炎とニューモシスチス肺炎で、どちらも生命の危機であり、それらを紹介する。

●細菌性髄膜炎

Rp.7-6　細菌性髄膜炎に対するステロイド併用レジメン

> デカドロン® 注 6.6mg
> ------------------------------------
> デカドロン® 注 3.3mg
> ------------------------------------
> 生理食塩水100ml
> ------------------------------------
> 　　　　1時間かけて点滴静注，6時間おき…4日間

　成人の場合は、適切な抗菌薬とともに Rp.7-6 を投与する。抗菌薬の投与前が望ましいため、「何よりも早く」ということになる。細菌性髄膜炎は小児に多いため、小児の場合はデカドロン®の1回量は0.15mg/kgとする。

■ニューモシスチス肺炎

Rp.7-7　ニューモシスチス肺炎に対するステロイド

1）プレドニン®（5）16錠 分2
朝・夕食後　…5日分
1）プレドニン®（5）8錠 分1
朝食後　…5日分
3）プレドニン®（5）4錠 分1
朝食後　…11日分

　これも処方が決まっているのでそのまま掲載した。PaO 2 が70mmHg未満の場合に、ST合剤（バクタ®など）とともに処方する。非HIVのニューモシスチス肺炎の場合では、いくら低酸素であっても「猛烈な菌量で苦しんでいる」という病態ではないと思われるため、勢い込んでバクタ®を限界用量まで攻めたりせずどちらかというと少なめにする。多いと、薬疹のほか、嘔気・食思不振や低血糖などあまりろくなことがない。多くてバクタ® 6 錠分3くらいでいいのではないだろうか。

8 コントラバーシャル!

Q 先輩が、"諸説あるんだよね〜"と言いながらもステロイド
を処方するのを見かけるのですが、けっこう厳しいけど、
もう行くしかないでしょ…みたいなときにステロイドを処
方するってことのようですけどどんなもんでしょう？

🐾 その先輩はまあまあ正しいことを言っている

🐾 そもそもステロイド治療が「諸説」ある

🐾 エビデンスがないというのは、ステロイド治療という選択
肢を棄却していいという理由にならない

化学性肺臓炎／chemical pneumonitis（Mendelson症候群）

　ここでは定義にこだわらない。化学性肺臓炎／chemical pneumonitis（Mendelson症候群）は要するに誤嚥性肺炎の一型[1]であるが、usualなものとの違いは、吸い込んだものが、口腔内不衛生などによって生成された「細菌の多い口腔内容物」などではなく、胃酸や経管栄養といった化学物質であるという点である。私はいつからか「化学誤嚥」と呼んでしまっていた。まさに臨床である。

　病像もusualなタイプと違い、**急激な発症をする**のが特徴である。**急な高熱、急な低酸素**。とにかく急激であればあるほど化学性肺臓炎らしさが増す。私はARDSに詳しくはないが、ARDSの定義を満たしてしまうこともある。あるいは、そう考えるのでは

211

なく「化学誤嚥をトリガーとしてARDSを発症する」という考えることもあるだろう。

ただ化学性肺臓炎の良性な点は、「免疫が関与する強力な敵との戦い方の原則（195頁）」に則れば、誤嚥をし終わったところですでに原因（外因）が止まっているという部分であろう。炎症に対するステロイドの可否は、炎症の"親玉"の制御ができているかが重要であることは述べた。化学性肺臓炎の場合には、あえていえばその病原は「化学物質の誤嚥」でありワンチャンスで引き起こされたのであり、その炎症は理論上は非感染性に惹起されたものであって、ステロイド単独で難なく鎮静できるはずである。

しかしながら、化学性肺臓炎に対するステロイドについては、ポジティブなエビデンスが本当にない（けっこう隈々調べた）。古い文献[2]でも、近年の総説[1]でも、また直近の症例報告[3]の中の考察を読んでも、化学性肺臓炎へのステロイドの推奨はない。

文献3のケースではステロイドが使用されているが、細菌性肺炎の合併例であり、「化学性肺臓炎に対して」というより中等度の低酸素を伴う肺炎に対しての適応だったように読み取れる。Horitaら[4]はシステマティックレビューを行い、市中肺炎の入院患者に対する全身性ステロイドの投与は好ましい戦略だと結論づけており、重症度の高い肺炎にはステロイドを是とするエビデンスはないこともないということになる。

ただ、確立されたエビデンスがないというというのは、ステロイド治療というoptionを捨てておけばよい、ということを意味し

ないだろう。どんな医療行為も例外と「進歩の過渡期」というものがある。

　個人的には**表3のような要素を参考にして**、化学性肺臓炎ではステロイド適応をむしろ積極的に考慮するようにしている。

表3　化学性肺臓炎でステロイド適応を考える際の目安

☐　明らかに、急に不適切な化学物質を誤嚥した証拠が揃っている
　（例）さっきまで元気だった患者が、経口栄養剤を誤嚥した直後に急峻な体温上昇とひどい低酸素血症となった

☐　誤嚥した"もの"が明らかで、その原因を避けられる状況にある
　（例）一時的に経口摂取をやめ、点滴管理にした

☐　胸部レントゲン写真で、十分肺野の浸潤影がひどい

☐　血液検査で、CRP が急峻に顕著に高くなっている
　（例）つい先日は陰性だったのに、今日は13.65mg/dlに上昇していた

　また、ステロイドの処方方針（期間のイメージ）としてはだいたい以下のようにしている。

　　重度　　→1〜2週かけて漸減中止（Rp.8-1）
　　中等度　→短期間の投与（Rp.8-2）
　　軽度　　→投与しない

　具体的な処方はRp.8-1、8-2に示した。これは文献4で見出されたステロイド量を参考にして作成した。

Rp.8-1　化学性肺臓炎（重度：1〜2週かけて漸減中止）

ソル・メドロール® 40mg
生理食塩水 100ml
1時間かけて12時間おきに点滴静注　5日間
ソル・メドロール® 20mg
生理食塩水 100ml
1時間かけて12時間おきに点滴静注　3日間
ソル・メドロール® 20mg
生理食塩水 100ml
1時間かけて24時間おきに点滴静注　3日間

Rp.8-2 化学性肺臓炎（中等度：短期間の投与）

ソル・メドロール® 40mg

生理食塩水 100ml

　　　　１時間かけて12時間おきに点滴静注　２日間

ソル・メドロール® 20mg

生理食塩水 100ml

　　　　１時間かけて12時間おきに点滴静注　２日間

ソル・メドロール® 20mg

生理食塩水 100ml

　　　　１時間かけて24時間おきに点滴静注　２日間

1) Mandell LA, Niederman MS. Aspiration Pneumonia. N Engl J Med. 2019 Feb 14; 380（7）: 651-663. PMID: 30763196.

2) Robertson C. A review of the use of corticosteroids in the management of pulmonary injuries and insults. Arch Emerg Med. 1985 Jun; 2（2）: 59-65. PMID: 3893459; PMCID: PMC1285258.

3) Nakashima S, et al. Mendelson's syndrome complicated by bacterial aspiration pneumonia triggered by right putamen bleeding: A case report. Respir Med Case Rep. 2021 Jun 29; 33: 101466. PMID: 34401302; PMCID: PMC8349091.

4) Horita N, et al. Adjunctive Systemic Corticosteroids for Hospitalized Community-Acquired Pneumonia: Systematic Review and Meta-Analysis 2015 Update. Sci Rep. 2015 Sep 16; 5: 14061. PMID: 26374694; PMCID: PMC4571641.

8

コントラバーシャル！／化学性肺臓炎／chemical pneumonitis (Mendelson症候群)

脊髄損傷

知られている治療としていわゆるメチルプレドニゾロン大量療法があるが、これは現在のところエビデンス的には完敗である[1, 2]。ただし、伊藤氏は文献3でこう述べている。

> しかしながら救急医療の現場においては、その有効性に疑問を感じつつも、保険適用ゆえに合併症に注意しつつも投与を行っているのが現状だろう（文献3、751頁より抜粋）

2個目の「しつつも」は少し日本語がおかしいと思いつつも、このような言説もあるのが現実ではある。しかし、どこをどう文献を探しても急性脊髄損傷へのメチルプレドニゾロン大量療法は否定的な結果ばかりである。

ソル・メドロール®の添付文書から、脊髄損傷に対する治療に関する部分だけ一応抜粋しておく。

〈受傷後8時間以内の急性脊髄損傷患者（運動機能障害及び感覚機能障害を有する場合）における神経機能障害の改善〉
受傷後8時間以内に、メチルプレドニゾロンとして30mg/kgを15分間かけて点滴静注し、その後45分間休薬し、5.4mg/kg/時間を23時間点滴静注する。

1) Hurlbert RJ, et al. Pharmacological therapy for acute spinal cord injury. Neurosurgery. 2015 Mar; 76 Suppl 1: S71-83. PMID: 25692371.
2) 加藤宏. 脊髄損傷とステロイド. INTENSIVIST 2010; 2（3）: 565-9. doi:

10.11477/mf.3102100325
3) 伊藤康夫. 急性期脊髄損傷に対するステロイド大量療法. 臨床雑誌整形外科 2016; 67（8）: 751-8, 2016. doi: 10.15106/J00764.2016323691

敗血症性ショック

敗血症性ショックに対するステロイド投与は、いわゆる ADRENAL試験[1] が現時点では参考になる。これは「敗血症性ショックに対するステロイド投与は死亡率を改善するか」というクエスチョンを検証した研究であると言い換えられる。結論は、「ステロイド投与による敗血症性ショック患者の死亡率抑制効果は、認めなかった」というものであった。

敗血症性ショックは生命の危機であり、相対的な副腎不全は臨床的な感覚で言って「起こっているはずだ」と考えれば、（ステロイドは副腎不全の特効薬であるから）敗血症性ショックの最中に副腎不全が本当に存在しているならステロイドは凄まじく奏効するはずである。ただし問題は多い。敗血症性ショックを認識したときにそもそも副腎不全がどれくらい起こっているのかがまずわからないし、起こっているとしてどの程度の副腎不全なのか、そしてそれを素早く簡単に知る方法がなかなかない。副腎不全にステロイドが効くことは絶対的に確かだと思うが、敗血症性ショックにステロイドが効くとは限らないというのは、そういったことが背景にある。

逆に割り切ってしまえばよく、「敗血症」という括りよりも「ショック」を起こした患者という括りの方が、その中に副腎不全

の患者が含まれる率が高いだろう。よって、**「ショックを離脱させる」という明確な目的のもとで投与するなら、ステロイドは奏効する**と考える。つまり、「敗血症を見たらステロイド」と考えるのではなく、「ショックを見たらステロイドを検討する」としておくと良いのではないだろうか。

2021年に敗血症ガイドライン「Surviving sepsis campaign: international guidelines for management of sepsis and septic shock 2021[2)]」が出版された。いわゆる「サバイビング・セプシス・キャンペーン」であり、とりあえず「サバイビング・セプシス・キャンペーン」と滑らかに連呼すればなんとなく周囲にデキる医者と思われるかもしれないため、日頃から発音の練習をしておくことをお勧めする。

そうではなくて、この中のステロイドの項は「Weak recommendation; moderate quality of evidence（弱い推奨、中程度の質のエビデンス）」とした上で、「敗血症性ショックで昇圧治療が継続的に必要な成人に対して、コルチコステロイド静注を推奨する」とある。処方としては、ヒドロコルチゾンで200mg/日とし、「50mgを6時間ごとに静脈内投与するか、持続的に注入する」とある。これは「型」の型6-1「松」と実は一緒である。

Rp.8-3 「敗血症性ショックに対する併用療法」

水溶性ハイドロコートン® 50mg
生理食塩水 100ml
30分かけて、6時間おきに点滴静注 5〜7日間

Base： 型6-1「松」（160頁）

1) Venkatesh B, et al.; ADRENAL Trial Investigators and the Australian–New Zealand Intensive Care Society Clinical Trials Group. Adjunctive Glucocorticoid Therapy in Patients with Septic Shock. N Engl J Med. 2018 Mar 1; 378（9）: 797-808. PMID: 29347874.
2) Evans L, et al. Surviving Sepsis Campaign: International Guidelines for Management of Sepsis and Septic Shock 2021. Crit Care Med. 2021 Nov 1; 49（11）: e1063-e1143. PMID: 34605781.

疾患・病態別：知っていると外来診療で役に立つ病態

9 リウマチ性多発筋痛症

疾患概要

■およそ70歳以上の高齢者が、比較的突然の首・肩周辺の痛みを呈し、特に朝方の起き上がり困難となって発症する

■炎症の主座は、「肩峰下滑液包」「三角筋下滑液包」「腰椎棘突起」「腸恥滑液包」「大転子滑液包」「坐骨結節滑液包」である。

■そのためよく聞くと症状は、首・肩周辺のこわばりと痛み（両上肢挙上困難）と下肢帯のこわばりと痛み（いわゆる girdle pain）の2つに集約される。つまりPMRとは、肢帯（limb-girdle）の炎症性疼痛が主徴となる。

■慢性炎症を反映して、CRPの上昇、血沈の著明亢進、低アルブミン血症、貧血、血小板増多などの血液検査異常がみられる。

■プレドニゾロン15mg/日程度の少量ステロイド内服1週以内で、症状や血液検査異常が一気に改善する

　診断後、あるいは見込み診断後、Rp.9-1を初回処方とし、7～14日の間に再診させる。

Rp.9-1　PMR初回処方

> プレドニン®（5）3錠 分2（朝2 夕1）
> --
> 　　　　朝・夕食後　　…7〜14日後に再診

　そこでCRPが著減し、症状が劇的に改善しているかを確認でき
たら、**表3**のようなプランで漸減を図る。

表3　PMR國松プラン

1日量	朝	夕	日数
15mg	10mg	5mg	14
12.5mg	7.5mg	5mg	14
11mg	6mg	5mg	14
10mg	5mg	5mg	28
9mg	5mg	4mg	28
8mg	5mg	3mg	28
⋮	⋮	⋮	⋮
5mg	5mg	0	28
4mg	4mg	0	28
3mg	3mg	0	28-56
⋮	⋮	⋮	⋮
0	0	0	28-56

ステコラ

私のPMR観

　PMRの診断では、必ず「高齢発症の関節リウマチ」が鑑別にあがります。ここでは私の私観を述べます。

　私は「高齢発症の関節リウマチ」という言葉を使わないようにしています。「高齢発症の関節炎」と呼ぶようにしています。もっと正確に言うと、PMR様（PMRそっくりな病像）で発症した「高齢発症の関節炎」です。今のところこれがfitしていると思って気に入っています。

　"PMRそっくりな病像で発症した"という部分ですが、これは病歴・身体診察・血液検査だけでは、両者とも本当にそっくりになります。なので診断のため、種々の除外作業の後、PMRに準じてプレドニゾロンを開始してみることになると思います。すると最初の数週は順調です。しかし、ケースにもよりますが、12.5mg/日を10mg/日にした後あたりから、CRPが微増し、そして減量ごとに上昇していくことがあります。私は、これを「PMRの再燃だ。PMRは再燃しやすいからね」と考えません。「あぁ、PMRのようにみえたし、初期のプレドニン®の反応もすこぶる良かったけど、関節炎だったんだな」と考え、抗リウマチ薬の導入をさっさと検討してしまい、ステロイドの減量を進めていきます。

　ステロイドだけで、順風満帆、少しもCRPがくすぶったりモゾモゾしたりすることなく、スッキリ減量が進められるケースを（その時点でようやく）PMRと呼ぶようにしています。

　山下先生たちのFDG-PET/CTを使った検討[1, 2]によって、PMRの炎症部位がはっきりしました。「肩峰下滑液包」「三角筋下滑液包」

「腰椎棘突起」「腸恥滑液包」「大転子滑液包」「坐骨結節滑液包」です。PMR疑いの患者にFDG-PET/CTを行うことは、実際の診療では保険適用がないのでできませんが、高齢発症の関節炎では関節滑膜のびまん性集積を認めていたそうです。炎症部位が異なっても、初期の臨床像が一緒になるというのは、非常に興味深いですね。

　なお、診断をPMRから関節炎に修正して、それを患者さんに説明するときは、「PMRそっくりで発症した関節炎だったようです。関節リウマチという病気がありますね。あれの典型的な感じとは違うんですが、関節リウマチで使うお薬を使って治療していきますね」と伝えています。

1)　Yamashita H, et al. Whole-body fluorodeoxyglucose positron emission tomography/computed tomography in patients with active polymyalgia rheumatica: evidence for distinctive bursitis and large-vessel vasculitis. Mod Rheumatol. 2012 Sep; 22 (5) : 705-11. PMID: 22205118.
2)　山下裕之. リウマチ性多発筋痛症におけるFDG-PET/CTによる画像診断の有用性と他の類似疾患との鑑別, 臨床リウマチ, 2014; 26 (3) : 216-23.

10 菊池病

疾患概要

■10代〜30前半の若年者が、発熱・頸部リンパ節腫脹が持続して発症する。

■反復することがあり、既往があることもある。

■腫大リンパ節は、圧痛があることが一般的で、側頸部に縦長に数珠状に分布。両側でも片側でもよい。

■頸部以外では腋窩が多い。縦隔や腹腔にある場合は他疾患を考えた方が良い。

■血液検査で、経過の中で最低1回は白血球数が減少し、異型リンパ球は出現することが多いが個数が非常に少ない（1〜2％など）。

■貧血や血小板減少はない。

■LDHやCRPは、炎症を起こしたリンパ節の総容積と相関するので、高くても低くても良い。

■発熱・リンパ節腫脹ともにステロイドに著明に反応する。

■1〜3ヶ月で自然軽快するとされるが、若年者が熱が出たまま3ヶ月も耐えられるわけがない。医者がステロイドを始めることに耐えるべきである。

診断後、あるいは見込み診断後、Rp.10-1を初回処方とし、7〜14日の間に再診させる。

個人的に、菊池病はなんとなくの炎症の強度で、初期プレドニ

とっさのとき　疾患・病態別：知っていると外来診療で役に立つ病態　パルスや大量ステロイドはちょっとためらう病態は　トラブルシューティング

ゾロン量を30mgにするときと20mgにするときがある。ただし菊池病でステロイドを処方するときというのはそれなりによっぽどなので、30mgにすることが多く、今回は30mgを開始量として例示する。処方例は、型3-3で示した菊池病國松セットを再掲する。

Rp.10-1　國松用 "菊池病セット"

> 1）プレドニン® (5) 6錠 分2
> ------------------------------------
> 　　　　朝・夕食後　…3 or 4日分
> 2）プレドニン® (5) 4錠 分2
> ------------------------------------
> 　　　　朝・夕食後　…3 or 4日分
> 3）プレドニン® (5) 3錠 分2 (2-1)
> ------------------------------------
> 　　　　朝・夕食後　…3 or 4日分
> 4）プレドニン® (5) 2錠 分2
> ------------------------------------
> 　　　　朝・夕食後　…3 or 4日分
> 5）プレドニン® (5) 1錠 分1
> ------------------------------------
> 　　　朝食後　　　…3 or 4日分

Base：　型3-3（150頁）

逆に30mgより多い用量は、私は使わないし使ったことがない。菊池病は、病理診断であっても臨床診断であっても、かなりの確信を持ってから開始するので、30mg以上要したことがない。もし30mgで菊池病の病勢を抑えられないなんてことがあるのだとしたら、それは別の病態か別の病態がかぶっているのではないだろうか。

とっさのとき

疾患・病態別：知っていると
外来診療で役に立つ病態

パルスや大量ステロイドは
ちょっとためらう病態

トラブルシューティング

11 結節性紅斑

疾患概要

■ 下腿の前面に、径1〜10cmの円形あるいは楕円形の、有痛性・結節性・隆起性の皮疹が複数出現し発症する。成人では女性が5〜6倍多い。

■ 下腿の前面にあり後面（腓腹部）には認めず、皮疹は通常潰瘍化しない。大きさは様々で、両側性が多い。時間経過とともに皮疹1個1個が打撲様（"bruise-like appearance"）に変色する。

■ 溶連菌感染、薬剤（ペニシリン系、低容量ピル、など）、妊娠、炎症性腸疾患、ベーチェット病、血液腫瘍、キャンピロバクター腸炎などが頻度の多い原因。サルコイドーシスやエルシニアは有名だが本邦では少ない。

■ 治療はNSAIDsが第一選択だが、寛解しないもの、自制内でないもの、再発性のものには経口ステロイド薬が用いられる。

■ 通常ステロイドは中止可能で、免疫抑制薬を必要とするケースは原則ない（そのような症例はむしろ他の疾患を考えるべきである）。

■ 結節性紅斑の原因となった疾患を治すことが結節性紅斑の治療になる場合と、原病と結節性紅斑の治療は別々という場合がある。

結節性紅斑は、背景疾患・病因などによりマネジメントが変わる。また、範囲、炎症の強さ、辛さの度合い、などによっても変わるだろう。処方例は、先の **Rp.10-1** 菊池病國松プランをそのま

ま流用することをお勧めする。

　市井の諸家のマネジメントは、もっと少ない量すなわち初期量にしてプレドニゾロン10-20mg程度にとどめるものが多いように見受けられるが、私はRp.10-1に則っていても減量過程で再燃したケースを診たことがある。安易に「俺の結節性紅斑のプラクティス」と決めつけすぎないことが重要である。

　初期量を30mgとし、3日ごとの減量で2週間で終了するプランをRp.11に示す（型3-3 國松用"菊池病セット"そのもの）。

Rp.11　結節性紅斑國松プラン

1）プレドニン®（5）6錠 分2
朝・夕食後　…3日分
2）プレドニン®（5）4錠 分2
朝・夕食後　…3日分
3）プレドニン®（5）3錠 分2（2-1）
朝・夕食後　…3日分
4）プレドニン®（5）2錠 分2
朝・夕食後　…3日分
5）プレドニン®（5）1錠 分1
朝食後　　　…3日分

　　　　　　　　　　Base：　**型 3-3**（150頁）

12 亜急性甲状腺炎

疾患概要

■典型的には30−40代の女性が、上気道炎（おそらくウイルスかぜ）の罹患後2〜8週間後に、非対称の甲状腺局所腫大を伴って同部位に疼痛を生じ、同時期から発熱・倦怠感などの全身症状が現れて発症する。

■女性が男性よりも5倍〜12倍多いが20代や50代でも発症するので年齢で否定しない。

■普通は頸部痛が明確である。患者自身が炎症部位を正確に指し示せることも多い。

■甲状腺の圧痛は必発で、嚥下時には後面から甲状腺が圧されるためやはり疼痛をきたす（これが咽頭炎の咽頭痛／嚥下時痛とされてしまうこともある）。

■血液検査でCRP高値、血沈の著明亢進をみる。

■甲状腺機能亢進を反映し、低いTSHと高いfree T3、4のほか、ALPの高値、CKやコレステロールの低値をみることもある。

■バセドウ病、無痛性甲状腺炎が主な鑑別対象だが、本症が念頭にないと不明熱になることもある。

亜急性甲状腺炎のステロイド治療については最適な文献[1]があり、そこから引用・抜粋してRp.12-1に掲載した。

Rp.12-1 亜急性甲状腺炎10週間コース[2-4]

1）プレドニン® (5) 3錠 分2 (2−1)

　　　　　朝・夕食後　…14日分

2）プレドニン® (5) 2.5錠 分2 (1.5−1)

　　　　　朝・夕食後　…14日分

3）プレドニン® (5) 2錠 分2

　　　　　朝・夕食後　…14日分

4）プレドニン® (5) 1.5錠 分2 (1−0.5)

　　　　　朝・夕食後　…14日分

5）プレドニン® (5) 1錠 分1

　　　　　朝食後　　　…14日分

Base：**PMID**: 27688010. **PMID**: 23227861. **PMID**: 26073499.

1) 國松淳和. 外来で診る不明熱. 中山書店 2017; 192-96.
2) Sato J, et al. Comparison of the therapeutic effects of prednisolone and nonsteroidal anti-inflammatory drugs in patients with subacute thyroiditis. Endocrine. 2017 Jan; 55 (1) : 209-214. PMID: 27688010.
3) Kubota S, et al. Initial treatment with 15 mg of prednisolone daily is sufficient for most patients with subacute thyroiditis in Japan. Thyroid. 2013 Mar; 23 (3) : 269-72. PMID: 23227861.
4) Arao T, et al Prednisolone Dosing Regimen for Treatment of Subacute Thyroiditis. J UOEH. 2015 Jun 1; 37 (2) : 103-10. PMID: 26073499.

12

亜急性甲状腺炎

13 好酸球性血管浮腫

疾患概要

■20〜30代の若年女性の、四肢末端優位の日常生活がやや困るくらいの強い浮腫で発症

■秋に多い

■浮腫が強すぎて「痛い」と訴えることもある。熱は通常ない

■ワクチン接種がトリガーになることがあり、Covid-19のワクチン後に発症したという報告も早速ある＊

■末梢血の好酸球数は3,000〜10,000/μL台と多い

■少量のプレドニゾロンで反応し、再発は少ない

＊ Ishizuka K, et al. Non-episodic angioedema with eosinophilia after BNT162b2 mRNA COVID-19 vaccination. QJM. 2021 Sep 21: hcab245. PMID: 34546346; PMCID: PMC8499982.

診断については日本からの報告[1, 2]が参考になるが、治療は文献3が少し参考になる。日本ではNon-episodic angioedema associated with eosinophilia（NEAE）の病型がほとんどで、一般外来で出会うのもNEAEがほとんどである。

ステロイドが奏効する病態であり、反応が不良・スムーズに改善・解決に向かわないような場合は別の疾患を考えた方が良い。

ステロイドはプレドニゾロンを使う。文献3からは、最適な治療期間の明記はないが、「臨床経過に応じて数日から数週間」で、

用量は平均して0.25〜0.5mg/kg、再発例やより重篤な症状に対しては1mg/kgでほぼ有効だった、とある。

　述べたように治療反応は良く、2〜3日以内に良くなり、ほぼ1週間後には完全に消失する。

　そこで、ほとんどが軽症病型であるNEAEだと考えれば、上記最下限である0.25mg/kg/日から始めても良いと考える。すなわち、体重50kgとすれば、12.5mg。少し不安であっても15mg/日で開始すればいいのではないだろうか。1週間で良くなる病態なので、10日間で治療するのが個人的には好みである。15mgあるいは12.5mgで始めて、10日間ジャストで終了するやり方を**Rp.13-1**と**13-2**にそれぞれ示す。

Rp.13-1　　好酸球性血管浮腫：10日コース（15mgスタート）

```
1）プレドニン®（5）3錠 分2（2−1）
            朝・夕食後　…4日分
2）プレドニン®（5）2錠 分2
            朝・夕食後　…3日分
3）プレドニン®（5）1錠 分1
            朝食後　　　…3日分
```

Rp.13-2　好酸球性血管浮腫：10日コース（12.5mgスタート）

> 1）プレドニン®（5）2.5錠 分2（1.5−1）
>
> 　　　　　朝・夕食後　…4日分
>
> 2）プレドニン®（5）2錠 分2
>
> 　　　　　朝・夕食後　…3日分
>
> 3）プレドニン®（5）1錠 分1
>
> 　　　　　朝食後　　　…3日分

　浮腫の程度が強い、あるいは多部位にわたるときには最初の数日だけ0.5mg/kg/日を使用してもいいかもしれないが、好酸球が10,000/μL以上など顕著に高いときはステロイドの量を少なめ（Rp.13-1）から始めるようにしている。何の基準もなく私の主観だが、好酸球5,000/μL以上はすでに「多い」という感覚であり、その場合0.5mg/kg/日とはしない。

　再発したら、Rp.13-1や13-2を繰り返し試行すると良いが、それよりも大事なのは服薬アドヒアランスの確認と診断の見直しである。

1）Chikama R, et al. Nonepisodic angioedema associated with eosinophilia: report of 4 cases and review of 33 young female patients reported in Japan. Dermatology. 1998;197（4）:321-5. PMID: 9873168.

2）Matsuda M, et al. Nonepisodic angioedema with eosinophilia: a report of two cases and a review of the literature. Clin Rheumatol. 2006 May; 25（3）: 422-5. PMID: 16220225.

3）Haber R, et al. Gleich syndrome: a systematic review. Int J Dermatol. 2020 Dec; 59（12）: 1458-1465. PMID: 32557651.

14 IgA血管炎（Henoch-Schönlein紫斑病）

疾患概要

■小児科医は誰でも知っている疾患だが、成人例もありうる

■下腿の紫斑、関節痛／関節炎、腹痛などの腹部症状、腎症（血尿や蛋白尿）に加え、発熱などもみられうる

■紫斑はいわゆるpalpable purpuraで、皮疹というより「出血してる！」という様相である

■関節痛はケースによってはひどく、膝や足首などが多いため、患者の訴えとしては紫斑と合わせて「とにかく足／脚がやばい」という様相になる

■腹部症状は30％ほどだが、これがある場合には非常にきつく、痛みが強い。成人では腸重積は稀で、重度の消化管出血になることは少ない

■安静と対症療法が治療の核で、別の疾患に伴う場合や、腎症状が重い場合には専門科にコンサルトすべきである

Ueda H, et al. Clinical and Pathological Characteristics of Elderly Japanese Patients with IgA Vasculitis with Nephritis: A Case Series. Intern Med. 2019 Jan 1; 58（1）: 31-38. PMID: 30101942; PMCID: PMC6367074.
Punnoose AR, et al. JAMA patient page. Henoch-Schönlein purpura. JAMA. 2012 Feb 15; 307（7）: 742. PMID: 22337685.

腎炎がある場合にステロイド適応があると言える。**腸管症状（腹痛）や関節症状にはステロイドは良い対症療法**にはなる。また初

期にきちんとステロイドを投与しても、腎炎発症予防にはならないことは確認されている。紫斑の出現期間も短縮されないと考えていた方が良い。

だいたい4週くらいで自然寛解するので、ステロイド適応は、腎炎例を除けば「4週間我慢できない人」ということになる。

特に確立された、決まったやり方もないのでエキスパートオピニオンが重要である[1]。文献1によれば、プレドニゾロン1mg/kg/日を2週、その後2週かけて減量・中止とあり、これを採用した処方例を示す。

Rp.14-1　IgA血管炎の腹痛や関節痛へのステロイド（文献1ベース）

1）プレドニン®（5）8錠 分2
朝・夕食後　…14日分
2）プレドニン®（5）6錠 分2
朝・夕食後　…4日分
3）プレドニン®（5）4錠 分2
朝・夕食後　…4日分
4）プレドニン®（5）2錠 分2
朝・夕食後　…4日分

そしてもし経口が難しく点滴を使いたい場合は、最初の1～2週を、

6

とっさのとき

外来診療で役に立つ病態
疾患・病態別：知っていると

パルスや大量ステロイドは
ちょっとためらう病態

トラブルシューティング

Rp.14-2　IgA血管炎の腹痛への点滴ステロイド・最初の 1 ～ 2 週

1）ソル・メドロール® 40mg
生理食塩水100ml
1時間かけて点滴静注　12時間おき　7日間
2）ソル・メドロール® 20mg
生理食塩水100ml
1時間かけて点滴静注　12時間おき　次の 7 日間

などとし、このあと適宜 Rp14-1 の（ 3 ）あたりへ経口にスイッチすれば良い。

　通常 IgA血管炎では**腹痛へのステロイド点滴静注は反応が良い**ため、2 週間も点滴で引っ張るということはおよそないだろうと思われる。したがって、現実的には Rp14-2 の（ 2 ）程度から始めてもきっと有効であろうと思うし、そもそも対症療法だけなら初期量を14日間も引っ張る必要があるのかという感覚が働いてしまう。そこで Rp.14-3 に私の提案を示す。

6

とっさのとき

疾患・病態別：知っていると
外来診療で役に立つ病態

バルスや大量ステロイドは
ちょっとためらう病態

トラブルシューティング

Rp.14-3 　IgA血管炎の腹痛や関節痛へのステロイド（國松の提案）

1）プレドニン®（5）8錠 分2
　　　　　　　朝・夕食後 …7日分
2）プレドニン®（5）6錠 分2
　　　　　　　朝・夕食後 …7日分
3）プレドニン®（5）4錠 分2
　　　　　　　朝・夕食後 …7日分
4）プレドニン®（5）2錠 分2
　　　　　　　朝・夕食後 …7日分

　もしこの國松の提案（Rp.14-3）を採用したとして、「トータル4週？ 長すぎるな」とカンファレンスなどで言われても、「國松の提案です」などと言わずに、「いえいえ、2010年のSaulsburyの論文をご存知ないんですか？ あれも4週でしたよね？」と答えたら良い。また、もしRp.14-1を採用したとして、「40mgを2週も？ ステロイド多すぎない？」とカンファレンスなどで言われても、「國松先生の本に書いてありました」などと言わずに、「いえいえ、2010年のSaulsburyの論文をご存知ないんですか？ あれも初期量プロキロ1を2週間でしたよね？」と答えたら良い。むろん、Saulsbury（ソールズベリー）と滑らかに発音できるよう、ちゃんと日頃から音読をして発音練習をしておく。

1)　Saulsbury FT. Henoch-Schönlein purpura. Curr Opin Rheumatol. 2010 Sep; 22(5) : 598-602. PMID: 20473173

パルスや大量ステロイドはちょっとためらう病態

　ここにあげる疾患・病態は、専門性が高く、この本を読もうとした読者の一部しか、自分で診療する（＝自分でステロイド治療を組む）ことはないと思われる。そこで、少し「自ら処方する」という実用性の部分から離れて、ステロイド治療の意外な側面について知ってもらうことを主眼としてみた。

15 重症筋無力症

　重症筋無力症の治療では、依然ステロイドがそれなり重要な位置を占めることは、2014年の本邦のガイドラインを見れば明らかである。

　ステロイドの投与法は、非常に様々であり、ガイドラインも無難には書いてあるが、結局は決定的な推奨はなく個々の諸家の経験に左右されているのが現状であると思われる。パルス、非パルス大量、少量からの漸増、などいろいろある。

　重症筋無力症のステロイド治療で重要なキーワードがあってそれは「初期増悪（初期悪化）」というものである。いきなり大量のステロイドを行くと、その直後に病状が増悪するというものだ。

　ガイドライン的には、初期増悪は「パルスについてまわるもの」というスタンスであり、パルス翌日から2〜5日臨床症状が増悪するとの記載が普通にある。歴史的にこの初期増悪が恐れられて、

少量漸増療法というものが広まった。しかし初期増悪というのは、ステロイドの中止や減量を勧めるようなサインではないらしい。初期増悪があってもパルスは反復できるとする結果もある[1]。

　また、どういう患者が初期増悪化を起こしやすいかの検討もあるにはある。Kanaiら[2]は、重症筋無力症のステロイド治療後の初期増悪の予測因子を検討した。それによれば、胸腺腫の無い重症筋無力症・プレドニゾロンの初期投与量が40mg/日以上・上肢脱力感がある、ということが治療前に初期増悪を予測する良い指標であることがわかったという。胸腺腫の有無に関しては、文献1の結果からも示唆があり、パルスに先行して「胸腺切除後であること」が初期増悪に関係しているという結果だった。すなわち、「上肢脱力の症状があり、かつ胸腺腫が無いあるいは胸腺切除後」の重症筋無力症の初回治療では、初期増悪を懸念しておくべきである、というまとめとなる。

　カルシニューリン阻害薬は、本邦ガイドラインでも「有効である」という位置付けであり、中でもタクロリムスは使いやすい。またカルシニューリン阻害薬にはステロイドの代替効果や減量効果もあり、初期増悪を防ぎたいだけが治療上の問題ではないにしろ、なるべく多くのステロイド量を初期量とせず、またなるべくステロイドを少ない量に漸減したいという思惑を両立させるのに向いている。そこで、あくまで非パルスで治療しようという場合の初回ステロイド治療では、タクロリムス（プログラフ®）を初期から併用した上で、プレドニゾロンを20〜30mg/日とすること

を提案したい。処方例を Rp.15- 1 と15- 2 に示す。

Rp.15- 1 「上肢脱力の症状があり、かつ胸腺腫が無いあるいは胸腺
切除後」の重症筋無力症に対する初回治療（國松の提案）

1）プレドニン®（5）4錠 分2

　　　　　朝・夕食後 …14日分
2）プログラフ® カプセル（1）1 カプセル

　プログラフ® カプセル（0.5）1 カプセル

　　　　分1 夕食後 …14日分

Rp.15- 2 「上肢脱力の症状がなく、かつ胸腺がある」重症筋無力
症に対する初回治療（國松の提案）

1）プレドニン®（5）6錠 分2

　　　　　朝・夕食後 …14日分
2）プログラフ® カプセル（1）1 カプセル

　プログラフ® カプセル（0.5）1 カプセル

　　　　分1 夕食後 …14日分

　タクロリムスは、もちろん血中濃度をみながら（理想的には12
時間トラフを測定する：夕食後の服用後12時間後の採血で、血中
濃度 5～15ng/mL くらいであること確認する）ではあるが、タク
ロリムスのターゲットドーズは 3 mg であり、徐々に 2 mg→2.5mg
→3 mg などと増量していくと良い。

6

とっさのとき

疾患・病態別：知っていると
外来診療で役に立つ病態

パルスや大量ステロイドは
ちょっとためらう病態

トラブルシューティング

プレドニゾロンも、30mgの次は、25mgとして2週、20mgとして2週、17.5mgとして2週、15mgとして2週とする。タクロリムスをちゃんと併用できているならさらに、12.5mgとして2週、10mgとして2週とし、ここからの減量は気をつけるがタクロリムス併用であれば、7.5mgとして4週、5mgとして4週という速度で良いと思われる。そこから先は、4週ごとに1mgずつカウントダウンするように減量する。症状のminor flare（少しの再燃）にはパルスで対応する諸家が多いようである。

胸腺（腫）という"免疫の親玉"がその「玉座に居る」ときには大量ステロイドによる初期増悪が起こりにくく、「玉座に不在」のときに初期増悪が起こりやすいということになる。胸腺（腫）という"王様"がいない場合には、静かにそっと治療をした方がいいのかもしれない。

1) Sugimoto T, et al. Initial deterioration and intravenous methylprednisolone therapy in patients with myasthenia gravis. J Neurol Sci. 2020 May 15; 412: 116740. PMID: 32145521.
2) Kanai T, et al. Predictive score for oral corticosteroid-induced initial worsening of seropositive generalized myasthenia gravis. J Neurol Sci. 2019 Jan 15; 396: 8-11. PMID: 30391823.

16 ギラン・バレー症候群

本邦2013年のギラン・バレー症候群のガイドラインによれば、ステロイドは最高レベルのエビデンスを根拠に「効果がない」とされ、また最低ランクの推奨度（無効あるいは害がある科学的根

拠が示されており、行わないように勧められる）となっている。よって、ギラン・バレー症候群ではステロイド治療は行うべきではない。

17 抗 MDA 5 抗体陽性皮膚筋炎における急速進行性の間質性肺炎

この病態ではその潜在的な病勢がフェリチン値で間接的に代替されうることが知られており、その臨床的振る舞いはマクロファージ活性化症候群／血球貪食症候群のようにも見える。実際、ステロイドだけでなく、カルシニューリン阻害薬を治療に含めるよう推奨されている。さらに膠原病（間質性肺炎を伴う皮膚筋炎）の病勢自体へはシクロフォスファミド（いわゆるエンドキサン®パルス）も加えることが推奨され、以上これら（ステロイド＋カルシニューリン阻害薬＋シクロフォスファミド）合わせてトリプルセラピーと呼ばれる戦略を取るのが普通である。かなり専門性が高い診療であり、明らかに本書のカバー範囲を超える。

ここで（教養的に）知っておいて欲しいのは、抗 MDA 5 抗体陽性とわかっている場合の「急速進行性の間質性肺炎」と戦うとき、ステロイドパルス単独をするべきではないという点である。

高フェリチン状態（つまりサイトカインストーム）、かつ抗 MDA 5 抗体という pathogenic antibody（病原性抗体：病勢と強く相関する抗体）の 2 つが関与する病態であり、それらを誘導する "親玉" を叩かない限り、ステロイドパルスでサイトカインだけを一気に一掃してもかえってその「親玉を怒らせる」だけになる。

241

怒らせてしまったらまずい。突如急に液性因子全般がいなくなったのなら、親玉としてはびっくりしてまたそれらを思いっきり動員するだけである。すると、かえって臨床的には悪くなってしまう。ステロイドパルスの持つ「強さ」と、ステロイドパルスによってもたられる「状況の落差（※一気に良くし過ぎること）」が良くないのだろうと思われる。ここでは、治療は専門家に任せるとして、「重症だからステロイドパルス！」が必ずしも成り立たないことがあるということを知ってもらいたい。

18 ひどいCovid-19

　免疫が関与する強力な敵との戦い方の原則（193頁）のところで、ひどいCovid-19に対するステロイドパルスの功罪を引き合いにして、一気に良くし過ぎることで状況の落差が生まれ、かえって不適切なリバウンドが起きてしまうことを述べた。

　「重症だからとにかくステロイドパルス」のというのが、「是ではない」どころか有害とすらなるかもしれない理論上の懸念を知っておくと良いと思う。今さらであるが、ステロイドは安全ではない。

19 好酸球が増多する病気

　好酸球が増多する病気はたくさんあり、中には、血中にたくさん好酸球がいることで血栓症を起こすといったリスクの他に、臓器組織に浸潤して臓器障害・不全を起こす懸念から、好酸球を減

らす治療（免疫抑制治療など）を必要とする病態がある。

　血液検査で末梢血中の好酸球が著増していることは、必ずしも組織中の好酸球が多いことを意味しないが、逆に、組織中にも潤沢に浸潤している傍証になることもある。各臓器の臓器徴候が出ていればなおさらそう思うかもしれない。よって、末梢血中の好酸球が著増していて、かつ臓器徴候が出ているというのは、とりあえず好酸球の総量がすごいことになっていると考えた方が良い。

　末梢血中の好酸球が増加、かつ好酸球浸潤による諸症状を多臓器に起こす疾患の代表格が、好酸球性多発血管炎性肉芽腫症（eosinophilic granulomatosis with polyangiitis, 以下 EGPA）である。ここでEGPAに関するある3つの文献（症例報告）を示す。

　1つ目は文献1で、EGPAと考えられた後にメチルプレドニゾロンパルス療法を実施したところ、運動障害（脱力）・感覚障害は一時的に改善し血中の好酸球もグッと低下していったがその後に脱力や感覚障害が再増悪。好酸球も増加に転じ、結局シクロホスファミドパルス療法を追加している。この論文自体の主題は、一部ギラン・バレー症候群と臨床が類似したことと、シクロホスファミドパルス療法で良くなったということにあったが、最初のメチルプレドニゾロンパルス後に神経症状が悪化した（しかもその後すぐ好酸球が再上昇した）という点はフォーカスされていない。その目で見ると、ステロイドパルスによって悪化したと考えることもできるのではないだろうか。

　2つ目は文献2で、心筋障害（好酸球性心筋炎）も伴う重篤な

243

EGPAの症例である。やはりまずメチルプレドニゾロンパルス療法が行われ、すぐに好酸球やCKなどのマーカーは急激に下がった。しかしその直後にCRPが少し再増悪しており、その後重症EGPAに対してリツキシマブを導入している。そのさなかにCKが再増悪し、好酸球性心筋炎の病態は悪化していると考えられて2回目のメチルプレドニゾロンパルスが行われた。しかしCKはむしろ増悪し好酸球性心筋炎が寛解しきらないと考えられてメポリズマブが導入された。これによってうまくいったというのが文献2である。ただ、その目で見るとメチルプレドニゾロンパルスが「無効だった」のではなく、一旦良くなってからその後すぐに「かえって悪化」しているように見えてしまう。

3つ目は文献3で、EGPAの2例報告である。この文献は面白く、考察のところで「ステロイドパルス療法によってニューロパチーが急速進行性に増悪した」と明記されてある。実際に、症例1ではメチルプレドニゾロンパルス後に、感覚障害が不変でしかも新たに立位困難になってしまっている。症例2でも、パルス後に明らかにニューロパチーが急速に増悪している。2例とも血中好酸球はちゃんと下がっている。ちなみにこの文献は、免疫グロブリン大量静注療法を丁寧にやることで改善したことが主題になっている。

文献1～3では、「メチルプレドニゾロンパルスの功罪」についてはちゃんと議論されていない（触れられてすらいないものもある）。血中・組織中合わせて大量の好酸球が存在していることが推

定される状況で、ステロイドパルスという「急な落差を生む」治療をすることでかえって増悪しているのならば、このような状況では、「ステロイドパルスを避けた方がいいというロジック」が存在するのだと考えられる。これも、基礎理論に基づけば細かい理屈で説明できるかもしれないが、ここでは本書のコンセプトに倣って簡単に考える。

　病気にはその病気が成立するだけの仕組みがあるはずである。EGPAなら、好酸球が増え臓器に浸潤するという動態と、それが維持される機構があるはずである。いくらその好酸球浸潤が生体に悪いからといって「いきなり急激に」好酸球を殲滅させれば、その病的な（つまり、疾患が疾患であり続けるための）機構が急に乱されてしまう。こうなると、疾患側からすれば「元の状況に急いで戻そうとする」機構を働かせようとするだろう。これがパルス後の初期増悪の仕組みなのかもしれない。

　これを防ぐには、単純に考えて2つある。1つは、そういう「疾患の機構」を作っている"親玉"自体をしっかり抑えることである。EGPAであればエンドキサン®パルスのような免疫抑制療法になるかもしれない（実際にはそこまで単純ではないが）。もう1つは、そもそも好酸球を"フワッと"下げることである（つまりステロイドパルスをしない）。文献1～3のように急にしっかり好酸球を減らしたのがいけなかったのであれば、「一気に下がりすぎないように好酸球を下げる」で最初はいいのだという方針が重要になるかもしれない。

著増のレベルから脱して「ある程度」に好酸球が減った後に、組織に残った好酸球をしつこくステロイドで叩いて壊そうするのは、それはそれで野蛮というかステロイドの有害性が上回るだろう。今はベンラリズマブ（ファセンラ®）という、血中だろうと組織だろうとどこであろうと好酸球を壊して枯渇できる薬がある。理論的には、ベンラリズマブもまた、「大量の好酸球を一気に消してしまい過ぎる」というステロイドパルスと似たような悩みが生じる。ベンラリズマブの特性は、「好酸球を一気に壊す」という側面ではなく、「好酸球がどこにいても壊す」という側面を大いに利用した方が良い。よって、多すぎないステロイドやメポリズマブ（ヌーカラ®）で粗く好酸球を減らしておいた上で、組織にしつこく残ってしまった好酸球をベンラリズマブで壊す、というのがスマートなやり方だろうと思われる。このとき、EGPAという疾患自体がよく抑えられていることが重要で、おそらくそれはステロイドや免疫抑制剤によって行われる。

結局は病態を見抜き、必要かつ十分のステロイドを使うことが重要だということになる。多すぎても少なすぎてもいけない。

1) 上田凌大, 他. 神経生検の所見を参考に免疫療法を強化したGuillain-Barré症候群類似の好酸球性多発血管炎性肉芽腫症の1例. 臨床神経学 2021; 61（9）: 624-9.
2) Higashitani K, et al. Rituximab and Mepolizumab Combination Therapy for Glucocorticoid-Resistant Myocarditis Related to Eosinophilic Granulomatosis With Polyangiitis. Mod Rheumatol Case Rep. 2021 Sep 2: rxab022. PMID: 34473835.
3) Matsumoto T, et al. Efficacy of early intravenous immunoglobulin for eosinophilic granulomatosis with polyangiitis with drastically progressive neuropathy: a synopsis of two cases. Intern Med. 2013; 52（8）: 913-7. PMID: 23583996.

とっさのとき

疾患・病態別：知っていると外来診療で役に立つ病態

パルスや大量ステロイドはちょっとためらう病態

トラブルシューティング

トラブルシューティング

　ステロイド治療をする、というのはよっぽどのことである。ステロイドを始めようというその状況がある意味もう"劣勢"である。副作用を説明したり対処したりするのも面倒といえば面倒だし、使いかたも「多すぎず・少なすぎず」とか正直面倒ではある。劣勢の中でそうした手間ひまをかけて始めた治療であり、決断したからには心理的には勝ちに行くものとして考えているはずである。

　それだけに、うまくいかなかったときの担当医の心因反応は推して知るべしであろう。ステロイドをいっているのに患者が良くならないときは、ざっくりと次の1〜3の背景・要因を考える。

　1．病勢が強いかも（疾患側の要因）

　2．治療が弱いかも（治療の内容の要因）

　3．第3者的な要因？

　表は、ステロイドをいっているのに患者が良くならないときに確認すべき事柄をリストにした。これらが、1〜3のどれに相当するかも付記した。

　表5を概観すればわかるが、実は（決定的に重要なことではあるが）1の「病勢側が強い」が占める割合は多くはない。むしろ、病態やステロイド（の、"使いかた"）の要素よりも、そのどちら

でもない3の要素が多いことがわかる。本当の敵は、疾患でもなく、自分がステロイドの使いかたがわかっていないからでもなく、身近などこかにいるのだ。

表5　ステロイドをいっているのに患者が良くならないときのチェックリスト

☐　ほんとに診断あってる？（3）
☐　ちゃんと飲んでる？（3）
☐　そもそも抗炎症・免疫抑制治療だけで治る？（3）
☐　実際には順調かもしれない（3）
☐　病勢が強いかもしれない or 薬が少ないかもしれない
✓　治療を強くする？（ステロイド増やす？ 免疫抑制剤を追加する？）（1＋2）
✓　投与方法は大丈夫？（2）
✓　薬物相互作用は大丈夫？（2）
✓　「切り替え」してみる？（2）
☐　ステロイドが多かったかも？（3）

20 ほんとに診断あってる？（3）

　これは、そもそもの診断を見直すということである。これは言うは簡単だが、かなり根源的なことを見直すことになるので、かなり勇気がいる作業である。

　例えば、偽痛風だと思っていたら細菌性関節炎（菌血症）だったとか、リウマチ性多発筋痛症だと思っていたら感染性心内膜炎だったとか、RS3PEだと思っていたら顕微鏡的多発血管炎だったとか、顕微鏡的多発血管炎だと思っていたら血管内リンパ腫だっ

たとか、IgG４関連疾患だと思っていたら好酸球性多発血管炎性肉芽腫症だったとか、ニューモシスチス肺炎だと思っていたら肺胞出血だったとか、いくらでも例示できる。「誤診」と呼べるものから、「さすがにしょうがない」と言えるレベルの難度の高い病態まで、枚挙にいとまがない。

　冒頭に述べたように、「ステロイドが効かない」と思っているときの心理状態というのは相当に具合が悪く、冷静に判断する能力はもはや著減している。ステロイドがらみの「診断の見直し」は、自ら手を離して、他の医者に相談してみるのが一番良い。そのとき、思い切って他の科の医師や他の病院の医師、他の職種の医療従事者、知人などに説明しながら相談すると良いかもしれない。これは、目線を大きく変えることを代理させるという意味もあるが、人に言葉を使って説明するということが、機能的にメタ認知になるからでもある。臨床医はほぼ無意識に「非言語的に」思考や推論をしてしまっているところがあると思う。そこを、人に言葉を使って説明することで整理される。すると、脆いロジックや矛盾に気づける。あるいはカルテに言葉にして理路を記述するでも良いだろう。

21 ちゃんと飲んでる？（3）

　これはかなり重要な視点である。「アドヒアランス」などという良さげな言葉にすぐ変換しないことが大切で、具体的に、いわば刑事さんのようにやるのが良い。飲んでいないのではないかと考

えることは当然として、飲んでいないとしたら朝か夜か？ 飲めない理由は？ 忘れるから？ 捨てているから？ 自分で調節してしまっている？ 身内にアンチ・ステロイドがいて飲みたいのに薬を奪われてしまった？ など細部を検討したいところである。とはいえ最初は「ちゃんと飲めてますか？」と用法を確認することが第一歩になるだろう。

　病棟患者だとこのような確認作業はかなりチャレンジングなものとなる。なんせ通常は、入院患者の薬は、看護師あるいは薬剤師が指導して管理するはずだからだ。目の前で服薬を確認する場合は良いが、「飲んだこと」を後から確認するスタイルだと、飲んだふりして捨てていることもある。もしそう考えてしまった場合は、それを問い詰める前に、飲まずにステロイドを廃棄していると仮定してなぜそのような行為をするほどに苦しいのかということを本気で考えた方がいいだろう。

22 そもそも抗炎症・免疫抑制治療だけで治る？

　この本は「ステロイド」の本であるのであえて触れなかったが、ステロイドだけで治る病気はめったにない。急に非日常な例えだが、心不全を起こしているような活動性の全身性エリテマトーデスでは、ステロイドだけで患者は治らない。心不全に対する治療も必要である。抗菌薬だけで治らない感染症もあるのと一緒である。敗血症性ショックで、ステロイドをいっているのに血圧が上がらないのは、ステロイドが足りないのではなく、輸液が足りな

いのかもしれない。亜急性甲状腺炎のステロイド治療中によくならない動悸症状は、ステロイドではなくきっとβ遮断薬のほうが効くだろう。ステロイド治療中に悪化してしまった血糖上昇は、管理しないと治療がままならない。気管支喘息発作に対するステロイド治療がうまくても、そもそも発作が出ないように管理されるほうが素晴らしい。薬疹へのステロイドの使いかたを知るより、どんな薬が被疑薬として多いのかとか本当に薬疹なのかとかを知るほうが重要である。ひどいCovid-19でレムデシビルとデキサメタゾンで押し切れない炎症は、機を逸することなくトシリズマブを投入することで乗り切れたケースがあった。

　ステロイドが治療の中心なのか、脇役なのか。中心だとしても、支持治療をどうするかを考えるのは、非常に重要である。重要どころの騒ぎではない。「ステロイドの使いかた」の本質は、ステロイド以外のところにある。本来は、このような本で「使いかた」だけを学んでいる場合ではなかったのだ。

23 実際には順調かもしれない（3）

　臨床では、「順調なのに順調であるとわからない（気づけない）」というタイプの間違いがよくある。ステロイドを投与すれば直後から（わかりやすすぎるくらいに）良くなっていくことが普通であると考えてしまうと、そうではない場合に戸惑ってしまうことになるだろう。

　難しいことを考える前に触れておきたいことがある。ステロイ

とっさのとき

疾患・病態別：知っていると
外来診療で役に立つ病態

バルスや大量ステロイドは
ちょっとためらう病態

トラブルシューティング

ド治療による生体反応としての順調さと、患者の自覚症状がマッチしないことは多いという点だ。例えば、疾患の活動性の制御は順調なのに、足が浮腫んだままになったとかかえって浮腫み始めたなどと言って患者自身の自己評価がとても低い患者がいる。「全っ然、変わらないです」「プレドニン®始まったら余計にむくみ始めましたよ先生」などと言ったりする。担当医に軸がなく、患者の言い分ベースで効果を判定してしまえばいきおい、担当医の評価は錯綜してしまう。つまり「ステロイドがまずかったかも」と思ってしまう。いつでも心の隙を狙われるのが臨床だ。

　実際には、多くの場合は「あれ？ 大丈夫かな」と思ったら、「ステロイドを増やすか・減らすか」のような判断から入るのではなく、副作用から考える・そもそも別の病態だったのではと考える、などをしたほうが良い。

　表6に、感染症以外で、ステロイドを開始しても投与数日では反応・好転しない病態を、私見をもとに列挙してみた。これらに対するステロイド治療の際には、ステロイド治療を行う理由になった病態に関して、「治療は適切だがまだ有意な反応がみられないだけだ」という勇気の要る判断をしなくてはいけないかもしれない。そんなときに参考になればいいと思う。

**表6　ステロイドを開始しても、投与数日では反応・好転しない病態
（感染症以外）**

■ 膠原病全般 　　─　全身性エリテマトーデス 　　─　多発性筋炎／皮膚筋炎 　　─　血管炎類 ■ サイトカインストーム 　　─　マクロファージ活性化症候群 　　─　血球貪食症候群 　　─　全身型若年性特発性関節炎 ■ 高IL-6状態 　　─　TAFRO症候群 　　─　多中心性Castleman病

24▶ 病勢が強いかもしれない or 薬が少ないかもしれない（3）

　この項では、ステロイドが効いていないかもと考える場面としては「ごく自然な」事柄について触れる。

治療を強くする?（ステロイド増やす? 免疫抑制剤を追加する?）（1＋2）

　ステロイドは、この本でこれまで述べてきたように、その量や投与期間について処方前によく考えることが使いかたの要諦になっている。それだけに、投与を開始してからは「うまくいっているのか」という不安は大きいし、うまくいかなければ病勢が強いかも・治療が弱いかもと思ってしまうのも無理もない。

　ここは治療においてクリティカルな部分であり、誤魔化すようで恐縮だが、各領域の専門書や文献、各科のカンファレンスなど

で専門的に検討したほうが良い。具体的には、免疫抑制剤を加える必要があるか、生物学的製剤の適応は？などの議論が挙げられる。ステロイドの用途は他にもさまざまあるから、具体的な解説は避けておく（というか追いつかない）。

　一般診療レベルでは、体重に見合ったステロイド量になっているか、などを確認しておきたい。1 mg/kg/日のプレドニゾロンを使用するときのことを例に挙げる。

　個人的には、患者の体重を60kg・50kg・40kgくらいの三段階に分けて、1 mg/kg/日のプレドニゾロンであれば60mg・50mg・40mgに設定してしまっている。35kgの人は40mgで良いように思えるが、95kgの人に60mgでいいかというと自信を持てないこともあり、素直に95mgを使用している施設もあるかもしれないが、なんだかそれも多すぎるという感覚がある。

　ある成書[1]を参考にして、私は以下のようにしている。

- （相対的に）脂溶性が低いステロイド（プレドニゾロンやメチルプレドニゾロン）を使う場合は、理想体重（BMI=22として割り出した体重）を使う
- （相対的に）脂溶性が高いステロイド（ベタメタゾンやデキサメタゾン）を使う場合は、特に肥満の患者では、実体重を使う

とっさのとき　疾患・病態別…知っていると外来診療で役に立つ病態　バルスや大量ステロイドは ちょっとためらう病態は トラブルシューティング

（例１）　身長158cmで100kgの肥満の患者にプレドニゾロン 1mg/kg/日を使う場合

理想体重は1.58×1.58×22＝54（kg）であり、プレドニゾロン 55mgくらいが至適。少し引き上げて60mgを初期量とする（100mgとしない）。

（例２）　身長158cmで100kgの肥満の患者にデキサメタゾン 0.1mg/kg/日を使う場合

100（kg）×0.1＝10mgのデキサメタゾンが至適で、デカドロン®0.5mg錠であれば、20錠となる。これはプレドニゾロンにすると当然ながら100mg/日である。

つまりぱっと見中肉くらいの体型の人であれば、だいたい体重通り（mg/kg）か、体格（特に身長）の大・中・小で60mg・50mg・40mgとし、肥満体型であれば理想体重（BMI＝22として割り出した体重）を使って算出した体重とする。この場合つまり身長が大事で、結局は冒頭に述べたように、日頃なんとなく実践している **「体格の大・中・小で60mg・50mg・40mg」で大体正しい** ということになる。

1) Aronoff GR, et al. Drug Prescribing in Renal Failure: Dosing Guidelines for Adults and Children. 5th edition, American College of Physicians, 2007.

6

とっさのとき

疾患・病態別：知っていると

外来診療で役に立つ病態

パルスや大量ステロイドは

ちょっとためらう病態は

トラブルシューティング

投与方法は大丈夫？（2）

これも重要な観点である。多くの失敗例で、「分2 朝・昼食後」法を（悪いと気付かずに）取っているように思う。図は、左が「分2 朝・昼」、右が「分2 朝・夕」という用法を示している。これは、1周を24時間とした1日の時間を円で表していて、22時すぎに就寝し6時に起床、8時ごろ朝食を食べる患者を想定して図示してみたものである。

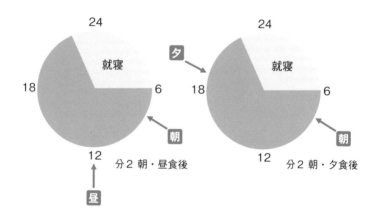

分2 朝・昼食後　　　　　　　　分2 朝・夕食後

左は12時に昼食を食べるとして、8時と12時過ぎに服薬することを矢印で示している。右は19時までに夕食を食べるとして、8時と19時過ぎに服薬することを矢印で示している。感覚的にわかって欲しいのは、左の服用法では、1日24時間の円の中で朝と昼というわずかな間にのみ投薬がなされていてアンバランスであ

る。つまり、**投薬がない時間帯が長すぎる**ことがわかる。病気に休みはない。コンスタントに病気を抑え込まなければ、病気がさばる余裕を与えてしまう。

　"「分2 朝・昼食後」法"派の言い分は、「夕食後」のように眠前へ投与を寄せてしまうと、生理的なコルチゾール分泌の波（日内変動）を乱してしまい、加えて夜の入眠困難にも影響してしまう、というものである。

　言い分は理解できるが、私の意見は異なる。まずステロイド投与をしている時点で、コルチゾールの生理的な日内変動は崩壊している。外因ステロイドの投与を"やや朝方"に集めたところでCushing症状は回避できないし、起きる人では不眠も起きてしまうだろう。そもそも、その（ステロイドで）治している疾患が悪くなったら意味がない。さらに具合は悪くなってしまい、その方がよっぽど夜寝られなくなるのではないだろうか。これは思い切った意見になるが、ステロイドの生理的変動を壊すくらいでないと、この手の病気は治せないのではないかと思う。

　リウマチ性多発筋痛症（PMR）で少量プレドニゾロンを朝分1とする提案をある記事で見たことがあるが、初期はいいかもしれないが、分1では減量過程で高頻度に再発していると思う。PMRでは、プレドニゾロンを使うなら分2がいいと考える。

薬物相互作用は大丈夫？（2）

　表に示す薬剤を使用している患者に注意する。

- リファンピシン
- 抗てんかん薬：フェニトイン，カルバマゼピン，フェノバルビタール
- その他：
  - セイヨウオトギリソウ（セント・ジョーンズ・ワート）
  - エフェドリン含有製剤

これらを服用している患者では、ステロイドの最高血中濃度の減少、血中半減期の短縮が起こるので、ステロイドとしての治療効果は減弱する[1]と考えたほうが良い。

表の薬剤たちはつまり、CYP３Ａ４を誘導してしまい、結果的に**ステロイドは代謝を強く受け、ステロイドの目指す臨床効果は落ちてしまう**と認識しておくと良い。

ステロイド治療を含めて、臨床上大きく影響が出てしまうのはなんといってもリファンピシンである。ステロイドとリファンピシンを併用する場合は、リファンピシンを処方する理由となる疾患側の**専門医とよく相談してステロイド量を決めたほうが良い。**慣習的に、リファンピシンを使用する場合には、ステロイド量を倍にするというやり方が取られることもあるが、臨床にすんなりと応用できる洗練した文献によってその根拠を求めることは難しい。ステロイドで治療している際に、リファンピシンを処方することになったり、処方しそうになったりしたときには、必ず一度

立ち止まってステロイド量を検討すべきである（ステロイドは増やしたほうがいい、と普通はなるはずである）。

　抗てんかん薬であるフェニトイン／カルバマゼピン／フェノバルビタールを使用する場合にも CYP 3 A 4 が誘導されるので、処方したステロイドの作用は減弱してしまうものと考えたほうが良い。状況は 2 つで、すでにこれらを服用中の患者にステロイドを始める場合か、ステロイド治療中にてんかんを起こしたなどの理由で新たに抗てんかん薬が処方される場合である。

　前者には特に注意する。なぜならフェニトイン／カルバマゼピン／フェノバルビタールのような薬は、患者によっては、大昔のてんかん発作の既往以来長年ずっと同剤を延々と服用していることがあるからだ。患者も担当医も、警戒心が薄れている。フェニトイン／カルバマゼピン／フェノバルビタール使用中では、**通常より多めのステロイドでないと、目指すステロイド効果は得られない**ことに注意する。逆に、これらの抗てんかん薬を常用していた患者が同剤をやめてしまえば、ステロイド作用は増強する。フェニトイン／カルバマゼピン／フェノバルビタールを中止した後の臨床的な動向には十分注意し、ステロイド量を減らすなどの配慮は必要と考える。

　ステロイド治療中にてんかんを起こしたなどの理由で新たに抗てんかん薬が処方される場合にも念のため注意する。たとえばけいれん発作後に、フェニトインの急速飽和療法をする・した場合である。もしデリケートなステロイド量で治療されている疾患を

持っていたのなら、念のためステロイドを増量したほうが良いかもしれない。このとき、抗てんかん薬の量にもよるだろうが、個人的には大体1.5〜2倍くらいの量にはステロイドを引き上げる（残念ながら臨床で使用できる、洗練された文献はない）。

てんかんだけが抗てんかん薬の用途ではない。たとえばカルバマゼピンは、双極性障害の治療薬でもある。

とにかく、フェニトイン／カルバマゼピン／フェノバルビタールを使用中の患者は、**使用していない人に比べてステロイドの必要量が多い**と心得ておくのが重要である。

セイヨウオトギリソウ（セント・ジョーンズ・ワート）を使用している人もCYP 3 A 4が誘導されるので、投与したステロイドが減弱するものとして対応する。セント・ジョーンズ・ワートは、コンビニやAmazonや楽天市場で普通に売っているので、問診で聴くことが重要である。

エフェドリン含有製剤は、「きょうび、エフェドリンなんて処方しないでしょ.みたことない」と言う人は少し甘い。咳止めのフスコデ®に、普通に「dl-メチルエフェドリン塩酸塩」として含有されている。また、市販の咳止めや風邪薬にも（主成分ではないにせよ）入っていることがある。「そんな風邪薬なんて短期間飲むだけでしょ」という言う人はかなり甘い。エフェドリンはコデインと並んで濫用が懸念される薬物に挙げられており、個人輸入でエフェドリンやエフェドリン含有の怪しいドラッグを入手して常用している者がいる。エフェドリンもCYP 3 A 4を誘導し、ステ

ロイド効果が減弱することが知られているので注意する。

1) 関原久彦．2. 薬物によるコルチゾールおよび合成糖質コルチコイドの代謝促進作用，日本内科学会雑誌，1992，81巻，4号，p490-493.

「切り替え」してみる？（2）

合成ステロイドのうち、ヒドロコルチゾンに比べて、「プレドニゾロンやメチルプレドニゾロン」「デキサメタゾンやベタメタゾン」は、合成の段階でつまりは「よく効くように」作られている。ステロイド剤は脂溶性であり、細胞膜を通過して核内に入り核内レセプターに結合して作用する。ただし、脂溶性の程度・受容体との親和性、血中半減期・代謝経路などは製剤間で相互に異なる。

ここで、核内レセプターにステロイドが結合して作用するまでのプロセスを考える。ある患者では、ホルモン分子としてのステロイドが細胞膜を通りにくい個体だとする。この場合、同じ量のプレドニゾロンが入っても核内に入る量が少ないため、他の個体（正常者）よりもステロイド作用の発現が低くなっているかもしれないという理論上の懸念が生じる。

そこで、このようなことが起こっていると推測される患者に関して、プレドニゾロンやメチルプレドニゾロンを使用していてもどういうわけかうまく行かず、同力価のデキサメタゾンやベタメタゾンに切り替えてみると臨床的に奏効しだすことがある。

個人的に私がこのことに気づく端緒として多いのは、

24

病勢が強いかもしれないＱ 薬が少ないかもしれない（３）／薬物相互作用は大丈夫？（２）・「切り替え」してみる？（２）

とっさのとき

疾患・病態別・知っていると
外来診療で役に立つ病態

パルスや大量ステロイドは
ちょっとためらう病態

トラブルシューティング

- 出るはずのCushing症状が出ない（ステロイドの副作用全般が、少なく軽度）
- ステロイドの減量過程で、思いがけないほど早く再燃する傾向がある

　などといった場面である。つまり、ステロイドとしての副作用があまり出ないなと安心していたら、本作用も少ないじゃないかと気づくときなどである。これが淡い感じで発現することもあるように思う。「効いているんだけど、なんとなく良くなりきらないし、そういえば長く飲んでいるのにムーンフェイスにならないねえ」といった感想を持っているときがそうかもしれない。

　逆に、割と早く、顕著なムーンフェイスが起きる患者もあり、その場合は元々の個性としてステロイドレセプターのaffinity（親和性）が高い個体なのかもしれない。同量のステロイドでも、その"利用性が高い"とでも言おうか、燃費が良いというか、そういう可能性がある。ステロイドが細胞膜を通過することは、合成ステロイドが脂溶性だという理屈から当然のように受け入れられているが、実際には（ステロイドレセプターのaffinityとかの前に）細胞膜を通るプロセスにも個体差があるのかもしれない。

　いつか、「個人差」というものが日常検査としてすぐに解析されてオーダーメイド治療が実現すれば、個々で至適なステロイド量を設定できるようになるかもしれない。そのときにはここで述べ

たような懸念はすべて払拭されるだろう。

25 ステロイドが多かったかも?（3）

　始めたステロイド量が多かったかもしれないと思うのは、臨床的には 2 つの状況である。 1 つは Na 貯留による浮腫・体液貯留や過凝固といった液性のトラブル、もう 1 つは精神への影響である。

　前者は、ステロイド投与直後のステロイドの副作用を、原病の悪化や不確かな内因病態の併発と誤認してしまうというパターンが多い。たとえば、

- 大量ステロイドの Na 負荷でむくんだのに、原病としての心病変が悪化したとかネフローゼが悪化したと誤認する
- ステロイドパルス中に起きた呼吸不全が、原病由来と思っていたら、過凝固から血栓症となり肺血栓塞栓症が起きていた

というような場合である。

　後者の「精神への影響」は、主に「入眠困難」という表現型になることが多いが、ステロイドによって夜間せん妄が発現し易怒性が増したり、躁病のようになったり、脱抑制的なことになったりの方が多いような印象である。教科書的には抑うつなど含めなんでもありではあるが、用量依存であろうことは諸家間でも概ね異論は無いであろう。睡眠障害をはじめ、精神系の変調に気づいたら、ステロイドが多すぎていないか再検討しても良い。

細かいことをチェック①：外用ステロイドを急にやめたりしてないか（3）

外用ステロイドでは、全身性の副作用は強くは出ないとされている。その頻度や程度は、外用剤の強さや塗布する面積、皮膚疾患としての程度（コントロール不良のアトピー性皮膚炎など）、そしてなんと言っても連日塗布していた累積期間による。

外用薬でさすがに顕著なムーンフェイスになったりコレステロールが顕著に上がったりはそこまであることではないが、デリケートなステロイド量でコントロールされている疾患では、長く維持されているステロイド外用の塗布を急にやめたりすると、その"僅かな維持"が外れてしまって、そのちょっとしたことのために"その僅か"によって抑えられていたもの（皮膚疾患ではない何か）が目を覚ましてしまうことはある。不顕性と言ってしまえば簡単だが、外用ステロイドの長期使用でも臨床的に目立たないところで副腎抑制はかかっているのだろうというのが、ステロイドを使う内科医としての感覚である。

1) 古江増隆．5．ステロイド外用薬の使い方：コツと落とし穴（Ⅴ．アレルギー疾患におけるステロイドの使い方，専門医のためのアレルギー学講座）．アレルギー 2009; 58（5）：491-7.
2) Furue M, et al. Clinical dose and adverse effects of topical steroids in daily management of atopic dermatitis. Br J Dermatol 2003; 148: 128-33.

細かいことをチェック②：病状を悪化させるようなことを患者がしていないか（3）

　ステロイドを処方して次の外来日まで患者は自宅で治療を続け、また診察や検査で状況を確認する。この当たり前のプロセスについて、医者目線では、患者の生活の実にほんの少しの側面しか見ていないということに、医者は自覚的であるべきだ。

　気管支喘息発作で受診してステロイドを処方。1週後、良くなっていると思ったら良くなっておらず、発作も停止しておらずこれは大変だ！　…の背景に「実は喫煙をやめていなかった」などがある。

　他にもある。感染症含む炎症性疾患全般がそうだが、疾患が活動性なうちは、つまり治療中は安静にしているのが良い。しかし安静とは真逆に、体力をつけようと筋トレやマラソンをしていたなどのような間違いをすることがある。これは、急性腸炎で水様下痢が頻回なのに「精をつけようと」肉など含め食事をたくさん食べてしまった、と同じ構図の間違いである。

　まさかと思うことを患者はするものだ。データや画像だけでなく、「どんな人なのか」「何をしているのか」が見えてくるような接し方を日頃からしていると、このような大きなすれ違いは少なくなるし、また患者側からは医者に言いにくいことを言ってもらえるようになる。喘息患者から、「先生、タバコやめた方がいいっすよね」と言われたときにイラついているようじゃ甘い。（言ってくれて）可愛いなと思えるくらいでないと。

あとがき

　『ステロイドの虎』という書名の話である。本書のどこかで書いたが、この本は当初「ステロイド処方のあんちょこ本」になる予定で書き始めていた。なんというか、ちょっと軽薄な感じの内容を目指していた。しかし執筆しているうち、流石にそこまで安直な内容にならなくなり、あんちょこ本というコンセプト自体を見直すことになった。

　ところで「虎の巻（とらのまき）」という言葉がある。各辞書から語義を抜粋する。

とら‐の‐まき【虎の巻】
❶兵法の秘伝書
❷それさえ有れば、たいして◁研究（勉強）しないでも その場だけは効果のあがる本。たね本・あんちょこの類。

新明解国語辞典 第7版

❶兵法の秘伝が記してある書物。「兵法の虎の巻を授かる」
❷秘訣などを記してあるもの。「百人一首に上達するための虎の巻」
❸教科書に従って解説・注釈した参考書。あんちょこ。とらかん。「英語の虎の巻」

スーパー大辞林3.0

❶兵法の秘伝書。
❷芸道などの秘事・秘伝を記した書。

❸講義などの種本。また、教科書にある、問題の解答などが書いてある参考書。あんちょこ。とらかん。

デジタル大辞泉

　お気づきだろうか。どの辞書にも「あんちょこ」の意味が入っているのである。また、それだけでなく「秘訣」「解説本」や「芸道などの秘伝書」と言った語義を含むようである。本書はまさに「虎の巻」だなと思ったのでこれに肖（あやか）って書名にすることを出版社に希望した。しかも2022年は寅（とら）年であり、担当編集者の浅井さんは無類の猫（※ネコ科）好きでもある。丁度いい。

　「虎の巻」というのはそもそも、中国・周時代の兵法書「六韜（りくとう）」の虎韜（ことう）の巻から由来する語だという。もちろん詳しくは知らないが、この虎韜（ことう）の巻というのは六韜の中でも実用的な巻だったらしい。本書が、読者にとってその通り実用的なものなるよう祈っている。

　そういえば「虎の巻」の意味の中に、“秘事（ひじ）”というものがあった。この本は虎韜（ことう）の巻同様、実用書であることを目指したので、この本の内容が引用元として耐え得るかは読者の判断に委ねる。が、「虎の巻」の語義から察するには、どうか手近な指導医などに対してはこの本の内容は“秘事”としていただき、安直に「知ったかぶり」をするための本にして欲しいというのが筆者の本来の願いだったりする。

著者

索　引

268

著者略歴

國松　淳和（くにまつ　じゅんわ）

医療法人社団永生会南多摩病院　総合内科・膠原病内科　部長
2003年　日本医科大学卒業、同付属病院　第二内科（初期研修）
2005年　国立国際医療研究センター　膠原病科
2008年　国立国際医療研究センター国府台病院　内科 / リウマチ科
2011年　国立国際医療研究センター　総合診療科
2018年　医療法人社団永生会南多摩病院　総合内科・膠原病内科　医長
2020年　現職

日本内科学会総合内科専門医、日本リウマチ学会専門医

近著
『仮病の見抜きかた』（金原出版　2019）
『病名がなくてもできること』（中外医学社　2019）
『Kunimatsu's List 〜國松の鑑別リスト〜』（中外医学社　2020）
『ブラック・ジャックの解釈学　内科医の視点』（金芳堂　2020）
『不明熱・不明炎症レジデントマニュアル』（医学書院　2020）
『また来たくなる外来』（金原出版　2020）
『コロナのせいにしてみよう。シャムズの話』（金原出版 2020）
『医者は患者の何をみているか　―プロ診断医の思考（ちくま新書）』（筑摩書房　2020）
『診察日記で綴る　あたしの外来診療』（丸善出版　2021）
『オニマツ現る！　ぶった斬りダメ処方せん』（金原出版　2021）
『思春期、内科外来に迷い込む』（中外医学社　2022）
『不明熱のエッセンス』（中外医学社　2022）

ステロイドの虎

2022 年 5 月 1 日　第 1 版第 1 刷 ©
2024 年 3 月 5 日　第 1 版第 6 刷

著　　　者……………國松淳和　KUNIMATSU, Junwa
発　行　者……………宇山閑文
発　行　所……………株式会社金芳堂
　　　　　　　　　　〒 606-8425 京都市左京区鹿ヶ谷西寺ノ前町34番地
　　　　　　　　　　振替　01030-1-15605
　　　　　　　　　　電話　075-751-1111（代）
　　　　　　　　　　https://www.kinpodo-pub.co.jp/
組　　　版……………株式会社データボックス
ブックデザイン……HON DESIGN
イ ラ ス ト…………YAGI
印刷・製本…………モリモト印刷株式会社

落丁・乱丁本は直接小社へお送りください. お取替え致します.

Printed in Japan
ISBN978-4-7653-1907-2